悬壶馀话

——老中医手记

侯天印　邸星星　著

金盾出版社
JINDUN PUBLISHING HOUSE

图书在版编目（CIP）数据

悬壶馀话：老中医手记 / 侯天印，邸星星著．北京：金盾出版社，2025. 5. -- ISBN 978-7-5186-1855-2

Ⅰ. R2-53

中国国家版本馆 CIP 数据核字第 20255GY567 号

悬壶馀话——老中医手记

XUANHU YUHUA——LAOZHONGYI SHOUJI

侯天印　邸星星　著

出版发行：金盾出版社
地　　址：北京市丰台区晓月中路 29 号
邮政编码：100165
电　　话：（010）68276683
　　　　　（010）68214039
印刷装订：河北文盛印刷有限公司
经　　销：新华书店
开　　本：787mm × 1092mm　1/16
印　　张：15
字　　数：331 千字
版　　次：2025 年 8 月第 1 版
印　　次：2025 年 8 月第 1 次印刷
定　　价：39.00 元

侯天印

湛江滨海医院特聘中医专家
主任医师，广东医学院硕士研究生导师
首届“中国百名杰出青年中医”获得者
解放军第 422 医院原副院长
获 2 项国家发明专利
获军队医药卫生科技进步三等奖 6 项
出版 25 本著作、发表 80 余篇学术论文

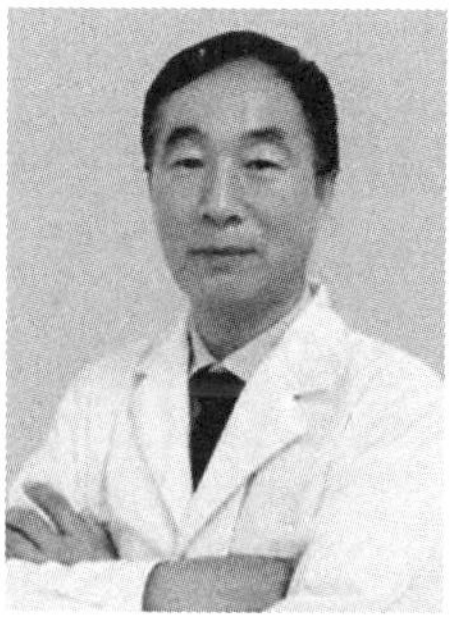

作者简介

侯天印，男，1956 年 3 月出生，河南省漯河市召陵区（原郾城区）人。河南中医药大学（原名为：河南中医学院）中医系毕业，先后在广州中医药大学（原名为：广州中医学院）、海军军医大学（原名为：第二军医大学）海医系、南方医科大学（原第一军医大学）中医系进修学习。曾任海军科学技术委员会委员、海军高级技术职称评审委员、海军医药卫生科技成果奖评审委员、海军中医学会副会长、广东省中西医结合老年病学会常务理事。

先后撰写出版了《痰证论》《中国水针治疗学》《十二指肠溃疡病防治 200 问》《糖尿病的现代中医治疗与研究》《支气管扩张防治 160 问》《家庭药粥》《溃疡性结肠炎防治 120 问》《海产品的保健功能与药用便方》《产妇饮食调养》《病毒性肝炎偏验方与食疗》《呼吸系统疾病偏验方与食疗》《妇女产后病症偏验方与食疗》《胃肠病偏验方与食疗》《糖尿病偏验方与食疗》《痛风偏验方与食疗》《高血压偏验方与食疗》《冠心病偏验方与食疗》《脂肪肝偏验方与食疗》《关节炎治疗良方》《慢性胃炎治疗良方》《慢性咽炎治疗良方》等著作；参加编写了《实用中医老年病学》《急性中毒的诊断与治疗》。发明了“多功能保健药锤”“小儿止汗贴”等 2 项国家专利。“痰证研究”“水针治疗研究”“水兵常见病症与易患体质因素的调查研究”“老年痰证临床研究”“补阳还五汤加高压氧治疗中风后遗症临床研究”“心律失常与中医心气虚、心阴虚关系的研究”等，分别获得军队医药卫生科技进步奖三等奖和军队医疗成果奖三等奖。在军内、外发表学术论文 80 余篇，其中《心律失常的动态心电图监测与中医辨证的关系探讨》《老年痰证临床研究》等论文，先后获得海军中青年优秀医学论文奖。并参加了“91 国际传统医药大会”和“94 海峡两岸中医药学术研讨会”。

由于医疗及科研工作成绩突出，曾荣立三等功 1 次，多次被海军及南海舰队评选为医疗保健工作先进个人。1990 年被海军破格晋升为副主任医师，1994 年提前晋升为主任医师。1995 年被原卫生部评选为首届“中国百名杰出青年中医”。

邸星星

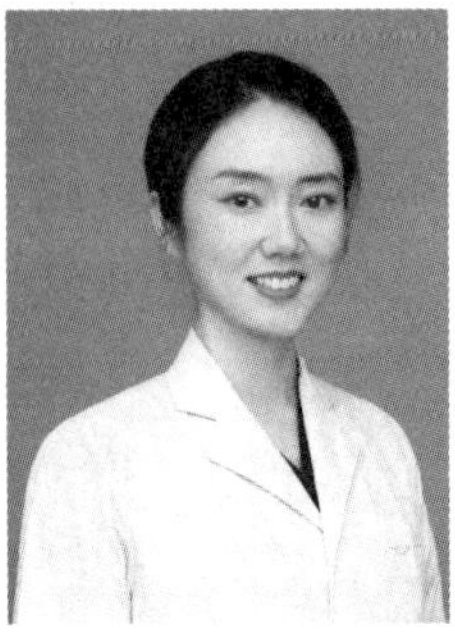

作者简介

邸星星，广西中医学院硕士研究生毕业，现任重庆市中医院皮肤美容科主治中医师，兼任重庆市医学会激光医学专业委员会委员，重庆市中西医结合学会皮肤美容专业委员会委员。擅长中西医结合方法治疗皮肤及美容相关疾病，对皮肤色素性疾病，损容性疾病，瘢痕的治疗有较丰富的临床经验。

序 言

湛江滨海医院特聘中医专家侯天印教授，是解放军第422医院原副院长。从医50多年，中医理论扎实，临床经验丰富。曾荣获军队医药卫生科技进步奖三等奖6项，出版医学专著25本，是首届“中国百名杰出青年中医”称号获得者，在当地有很高的知名度。

侯天印教授虽然退休，但退而不休，继续发挥余热，为广大患者服务。他利用业余时间撰写回忆小记，成书《悬壶馀话——老中医手记》，共编录杂文154篇。内容涵盖他对中医的理解，中医看病的智慧，中医养生的智慧。特别是中医学中的饮食智慧、情绪管理智慧、体格锻炼智慧，以及工作生活的感悟。行文以漫谈的方式，记录了他从事中医的见闻见解、所思所悟、杏林勤耕。全书包罗宏富，中西医知识兼备，养生保健知识颇丰，工作生活感悟深刻。文章深入浅出，雅俗共赏，窃以为是科普图书之佳作。

作为国家大健康发展的践行者，我特别重视中医中药建设项目，大力支持中医药振兴发展，尤其重视中医药人才的引进和培养。对侯天印教授为中医事业发展所做出的不懈努力，更是十分钦佩。为嘉其志，钦其恒，赞其功，遂不揣冒昧，欣然执笔，以为序。

湛江滨海医院董事长　莫日华

2025年5月1日

前　言

医生这个职业，经历比较丰富，接触比较广泛，见过形形色色的人，听说过奇奇怪怪的事，诊治过各种各样的患者。有些令人羡慕，有些令人发指，有些令人伤心，有些令人深思，有些令人失望，有些也令人难忘。为此，我把耳闻目睹的一些事情，生活和学习中的一点感悟，随时随地记录下来。一是为了鞭策自己，二是为了给朋友提供一个参考资料。

从医近 50 年，在临床和科研工作之暇，我一直都在收集整理医案医话，总结医疗经验，除了发表和交流 80 余篇论文外，还撰写并出版了 25 本医学专著。自从有了手机微信，看到朋友圈内有不少好的文章，对我有很大的触动，于是也试着写点短文发表，为大家茶余饭后提供点谈资。久而久之，随着所见所闻的广泛，思想感悟的深入，发在朋友圈的文章越来越多，同时也得到了不少好友的关注和点赞，从精神上给予我极大鼓励，给我增添了信心和勇气，这就是我将之整理和编辑成《悬壶馀话——老中医手记》的经历和过程。

我的文字水平很一般，撰写医学著作是我的老本行，熟门熟路，没有什么顾虑，况且大多数是出版社的约稿，更是没有出版压力。但撰写文学作品，对我来说是一个挑战，也是一个新的尝试。我在几年前写了《悬壶之路》，把我从事中医工作的奋斗经历记录下来，是想给后辈留下点人生足迹。现在又把我发在朋友圈关于从医所见所闻的文章，编辑成《悬壶馀话——老中医手记》一书，供大家参考，也许对大家能有所帮助。由于才疏学浅，书中难免存在这样那样的问题，尚祈有识之士不吝指正。

侯天印

目　录

“长命百岁”的故事

我听过这么一个故事，一位部队离休老首长，到海南过冬，解放军某基地的领导在欢迎宴会上表示，祝老首长“长命百岁”。老首长听到后心里万分不满意，整个宴会闷闷不乐，一言未发。因为这位老首长已经九十九岁，如果说“长命百岁”，他最多还有一年的寿命，你说他心里能高兴吗?

老人家不高兴也是有道理的，因为人的寿命并非百岁而终。那么人的寿命到底有多长时间呢？据动物学家研究发现，寿命与动物的发育成熟期有一定的关系。凡生长发育期长的动物，其寿命也长。一般各种器官中骨骼的发育是最后完成的，动物的寿命是发育成熟期的 7 倍。而人类这个高级动物，其成长期的完成，一般在 20～25 岁，按这个倍数计算的话，正常人的自然年龄应该是 125～170 岁。所以说正常的老年，应该是从 100 岁以上开始的。我国古代也有记载，认为“人生大期，以百二十为度”，《左传》说“上寿百二十，中寿百岁，下寿八十”，可见古代对寿命的认识与近代科学家的研究看法是基本一致的。

为什么现在大多数的人没有活到这个年龄？并且有“人生七十古来稀”的说法，原因就是人的寿命受到了各种各样因素的干扰，产生了疾病，失去了健康，才导致人的过早终老。一个人没有了健康，无论是多少岁都会衰老，都会不老而终。所以，只有重视保养身体，克服不利于健康的因素，一切为健康服务，才能健康快乐，寿天年而终。

百病皆生于气

百病皆生于气，从字面上去看，是说许多疾病的发生，是生气所致。所以又有“寻气如寻病，消愁如消灾”之说。

中医学中的“百病皆生于气”并不仅仅是指生气会导致疾病，这个“气”是指“气机失调”。气机是气的运动，其形式有升、降、出、入四种。各种原因作用于人体，皆可影响脏腑的气机，脏腑气机失调就会发生许多的疾病。正如《素问·举痛论》所说“怒则气上，喜则气缓，悲则气消，恐则气下，思则气结”。

1. 怒则气上：气上，亦称气逆，包括气机上逆和横逆两个方面。上逆，指因怒而使肝气逆而上冲，血随上行，可见面红目赤、胸中气满、呼吸急促，或见呕血，猝倒昏厥，典型案例是《三国演义》中的周瑜。横逆，是指因怒而使肝气横逆，影响脾胃，可见腹胀、飧泄或呃逆、吞酸、呕吐等症。

2. 喜则气缓：气缓，有缓和紧张情绪和使心气涣散两种含义。高兴时能缓和紧张情绪，增强信心，使心情舒畅，提高工作效率。但暴喜过度，则使心气涣散，神不守舍，出现不能自制，甚至失神狂乱等症状，典型案例如《儒林外史》中的范进中举。

3. 悲则气消：气消，指肺气消耗。因过度悲伤，耗伤肺气，使肺气消减，呼吸气弱，周身乏力，意志消沉，可见精神萎靡不振和懒惰等，典型案例如《红楼梦》中的林黛玉，因忧伤过度，肺痨病亡，英年早逝。

4. 恐则气下：气下，指精气下陷。恐为肾之志，是一种胆怯、惧怕的心理反应。长期恐惧或突然受惊，皆能导致肾气受损，所谓惊恐伤肾。过于恐惧，则肾气不固，气陷于下，可见二便失禁、精遗、骨痿等症。精气不能上奉，心肺失其濡养，水火升降失常，可见胸腹胀满、心神不安、夜不能寐等症。

5. 惊则气乱：气乱，指心气紊乱。突然受惊，则心气紊乱，气血失调，使心无所倚，神无所归，虑无所定，惊慌失措。

6. 思则气结：气结，指脾气郁结。思虑过度，劳神伤脾，使气机郁结，中焦被阻，影响脾的运化功能，脾失健运，可见食欲缺乏、脘腹痞满、大便泄泻、倦怠乏力等。

中医还把“百病生于气”的理论应用于临床上，可以指导辨证施治。气的病变概括为气虚、气陷、气滞、气逆4种，分型论治有以下几种。

1. 气虚证：是脏腑功能衰退所表现的证候。临床表现为头晕目眩，少气懒言，疲倦乏力，自汗，舌淡，脉虚无力。常由久病、年老体弱、饮食失调所致。其病机主要是元气不足，脏腑功能衰退。治宜补气，方如四君子汤。

2. 气陷证：是气的升举无力为其主要特征。临床表现为头目昏花，少气倦怠，腹部有坠胀感，脱肛或子宫脱垂等，舌淡苔白，脉弱，由于气虚功能衰减所致。治宜益气提升，方如补中益气汤。

3. 气滞证：是指人体某一部分或脏腑气机阻滞，运行不畅所表现的证候。临床表现为闷胀、疼痛。治宜行气，方如五磨饮子。

4. 气逆证：是指气机升降失常，气上逆不顺。肺气上逆的主要特点为咳嗽喘息。胃气上逆，则见呃逆、嗳气、恶心呕吐。肝气升发太过，则出现头痛、眩晕、呕血等。治宜降气镇逆，方如苏子降气汤、旋覆花代赭石汤等。

人生百年不容易，莫和自己过不去。在任何时候，任何地方，任何事情，任何问题，都要以平常心对待，以积极的心态去面对。要始终保持心情舒畅，摒弃不良情绪和心理负担，只有这样才能使脏腑的气机畅通，减少疾病的发生，有一个健康的身体。

50% 的癌症患者是被吓死的

在癌症死亡的病例中，有人说："80% 的癌症患者是被吓死的"，我则保守地估计"50% 的癌症患者是被吓死的，40% 的癌症患者是过度医疗致死的，10% 的癌症患者是病死的"。无论是什么样的观点，都是大概而论，到目前为止，我还没有看到经过临床统计学检验的可靠数据。但在癌症死亡的病例中，多数是被吓死的观点，不仅被大多数人熟识并接受，在日常生活中也经常可以看到这样的例子。

几天前我参加了一个战友聚会，看到一位战友前额有个大伤疤，我问他怎么回事？他说一言难尽，并慢慢道出了"患癌风波"，导致虚惊一场的经历。他体检时发现肝内有一个很大的肿块，医生在交谈时表示，可疑肝癌。当他听到这个消息后，当场晕倒，前额撞到桌子棱角上，出了很多血，缝了 5～6 针。后来经住院全面检查，诊断为结节性脂肪肝，排除肝癌，虚惊一场，这就是闻癌色变的典型案例。

2002 年秋，湛江某医院肿瘤化疗科护士长的妈妈患结肠癌晚期，当第三个化疗疗程结束后，患者由于进食呕吐，体质虚弱，已经起不了床。家属请我去会诊，经过 10 余天的中药调理，患者食欲大增，体力大幅恢复，可以下床行走，并在医院走廊里进行活动。肿瘤化疗科主任查房时，看到患者的身体恢复得很好，认为可以进行下一个疗程的化疗。结果患者打几天化疗针后，出现严重呕吐、食欲缺乏，并有咳嗽、气喘、全身无力，卧床不起。再次请我会诊时，患者已被拉回家里，只见其精神萎靡，两眼无神，语言低微，张口呼吸，脉搏微小。患者虽经中药扶正固元，也未见很大起色，成了过度医疗的牺牲品。

在这两个案例中，一个是恐癌症吓个半死，另一个则是癌症过度医疗致死。其实很多的癌症患者，都是因为恐癌心理而先被压垮。尤其是一些中晚期癌症患者，要么愁眉苦脸、唉声叹气，惶惶不可终日，好像死亡随时就会来临；要么疑神疑鬼，稍有不适，就怀疑是癌细胞转移，坐立不宁，寝食不安；要么越怕过度治疗，有病乱投医，中西医超剂量抗癌用药，恨不得一下子把癌细胞清除，结果适得其反，误治乱治，造成身体免疫系统严重破坏，癌细胞迅速扩散。

癌症患者的过度医疗，一是因患者及其家属乱投医乱用药造成的，二是因西医的化放疗方案，缺乏因人制宜，不顾患者身体素质如何，化放疗反应大小，患者能不能承受得住整个疗程的治疗，一概而论，接二连三的治疗，造成“杀敌一千，自损八百”的严重后果。以至于癌细胞没有完全杀死，人体的免疫系统、消化系统、造血系统等各脏器的功能严重受损，甚至到了无法挽回的地步。以至于癌症患者不是因病而死，而是倒在了过度医疗上。

对于中晚期癌症患者，我主要用扶正抗癌的治疗方案，建议患者化放疗间歇期，中医培补正气，尽快恢复受损的脏腑功能，调动人体自身免疫系统的积极性，达到抗癌的目的。不要把癌细胞视为大敌，要有与癌共存的思想理念。身体强壮了，免疫功能恢复正常，癌细胞就会失去生存环境，走向消亡。

饱生众疾

俗话说："吃饱了撑得难受"，撑久了就会生病，故有"饱生众疾"的警句。这是说吃得过饱会损伤身体，容易产生多种疾病。

其实中医对此早有论述，《内经》说："饮食自倍，肠胃乃伤"。一般认为，经常多食之人有五患：一是大便数，二是小便数，三是扰睡眠，四是身重不堪修养，五是多患食不消化。科学家经过观察研究发现，经常吃得太饱会引起如下几种疾病。

一、胃病

饱食最直接影响是消化系统，长期饱食还会引起胃发炎、胃溃疡、胃糜烂等胃部疾病。

二、增加肠梗阻风险

吃得太饱，而且饮食不注意，会影响正常的新陈代谢，过多的脂肪没办法吸收，容易堆积在肠道里。长期饱食，还可能会引起肠梗阻。

三、增加老年痴呆风险

日本有一项研究显示，30%～40%的患有老年痴呆的老年人，年轻时都有饱食的习惯。长期吃得太饱，会使得大脑分泌大量的纤维芽细胞生长因子，如果这种因子在大脑中大量累积，会导致脑动脉硬化，使得脑部功能减退，增加老年痴呆的风险。

四、胰腺炎

急性胰腺炎与暴饮暴食、吃得太饱有直接关系。因为胰腺会分泌一些消化酶，帮助人体的消化吸收，如果一次摄入过多的食物，就会刺激胰腺，分泌过量的消化酶，加重胰腺的负担，导致胰腺炎的发生。

五、癌症

癌症与人的饮食习惯有很大的关系，毕竟病从口入。有研究表示，吃得太饱，会使人体中抗癌因子的活性降低，增加患癌的风险。

六、肾病

吃得太饱，不仅会加重消化系统的负担，而且会加重泌尿系统的负担，尤其是肾的负担。当一次摄入的食物太多时，会加重肾的代谢。特别是一些高蛋白、高盐的食物，会对肾脏造成损害，影响肾脏的正常代谢功能。

七、毒素累积

食物中都会含有一定量的毒素，长期饱食，会导致这些毒素来不及代谢出去，囤积在我们的身体中。如果毒素长期无法代谢掉，会导致细菌、寄生虫等大量繁殖，损害脏器。

一般认为，食之七分即可。正如苏东坡所倡导的“已饥方食，未饱先止”。健康的饮食，要做到：慢、轻、细、静、乐等，量需而入，量体择食，才能吃得无病，吃得健康，吃得长寿。

“醋”进健康

把醋作为药用和保健品，在我国有着悠久的历史。战国时期的名医扁鹊已认为“醋能解诸毒”，并开始在医事活动中用醋治疗疾病。据说唐朝武则天每天食醋，原因是她患了久治不愈的腹胀气滞病，在百药无效的情况下，最后让醋给治好了。关于用醋治病的记载还很多，如《伤寒杂病论》用醋治咽中生疮，发音困难的少阴病；《随息居饮食谱》中用醋治产后血晕；《普济方》用醋治积聚；《医学入门》用醋治鼻出血；《肘后方》用醋治牙齿肿痛；李时珍在《本草纲目》中总结说：“大抵醋治诸疮肿积块，心腹疼痛，痰水血证，杀肉芽及诸虫毒气，无非取其酸收之意，而又有散瘀、解毒之功”。

现代医学和营养学研究也证实了醋的作用十分广泛，它具有：①推迟和消除疲劳的作用；②调节体液的酸碱平衡，维持人体内环境的相对稳定；③增进食欲，帮助消化，利于吸收；④提高胃肠道的杀菌能力；⑤增强肝脏机能，治疗急、慢性肝炎；⑥扩张血管，降低血压，降低血糖，防治心血管病；⑦利尿通便，防治泌尿系结石；⑧防治肥胖；⑨美容护肤；⑩解酒醒酒。此外，醋尚有很好的抗癌防老作用。

由此可见，醋与健康，密切相关。我们时常多吃点“醋”，不仅能有益于身心健康，还可以防病治病，减肥美容，难怪国内外很多地方大兴喝醋饮料，“以醋代酒”，喝醋比喝酒的好处多，已经成为普遍的共识。

读懂健康

“祝您健康”，我们常挂在嘴边。对于健康，人人都十分渴望。但健康是什么？很多人都说不清，道不明，甚至个别医务人员，也存在模糊的认识。

人们通常总认为，不生病就是健康，能吃能睡就是健康，也有人把膀大腰圆，肢体健全视为健康，其实这些都是不全面的，是消极的健康观。但是，这种传统的健康观在社会上影响很大，时常将人们带入误区。如一个表面健康的人，他身上具有潜在的疾病（如乙肝病毒携带者），或是在疾病的沉静状态下，不能说这个人就是健康的；又如一个身残的运动健将，或先天失明的钢琴家，他们的体格虽不健全，也不能说他们是不健康的。还有一个人身体强壮，能够抵抗感染，应对物理环境的变化，但他精神不健全，心理有障碍，仍然不能说这个人是健康的。

健康是医学中最重要的概念之一，也是医学研究的根本目的。随着社会的进步，现代医学科学的迅速发展，人们越来越认识到，健康的意义深远，健康的标准甚高，健康的内涵，远非“躯体健康”一词所能概括。为此，世界卫生组织对健康的定义做了深刻的阐述，指出“健康不仅是没有疾病和衰弱，而且是一种个体在身体上、精神上、社会上完全安宁的状态”。现在这种健康观已被大多数学者所接受，也逐渐被多数普通群众所周知。

从积极的健康观可以看到，全面健康必须具备三个要素，即无躯体疾病、无心理疾病和具有正常的社会适应能力。也就是说，全面健康必须包括躯体和心理健康两大部分，二者密切相关，不可分割。躯体健康是心理健康的基础和前提，心理健康是躯体健康的保证和动力。一个人只有具备心理健康这一基本条件，才能保证机体处于完整统一的全面健康状态，才能保证心身功能的协调与稳定。

当我们认识到影响健康的因素来源于生理、心理和社会等几个方面时，那么防病保健、提高身体素质，就是人们当前需要面对的一个新课题。为了能健康地投入生活和工作，就要树立现代积极的健康新观念，精神上保持轻松愉快，建立科学合理的生活方式，保持完美的心理状态，建立良好的工作环境，调节好人际关系，愉快地投入到生活和工作中去。

端午话粽子

每年端午节时全国各地形形色色，多种多样的粽子都上市了。面对粽香的诱惑，很多人早已忍不住了，尤其是小朋友们，早已垂涎欲滴。

实话实说，我小时候真是没吃过粽子，连粽子都很少见。因为我的家乡是平原少雨多旱地区，不种稻谷，加上那个时候交通不发达，物质流通受阻。更重要的是家乡“穷”，而我家更穷，买不起糯米，更不会包粽子，所以也没有吃过粽子。

记得小时候在我们村发生过一个真实的故事，一位远房大爷到漯河市去卖牛，看到漯河市牛行街有一个卖粽子的摊位，看着有棱有角、清香远溢、包装新颖的粽子，十分好奇，便去买了几个。由于没有吃过，加上北方的粽子没有馅儿，他就蘸着白糖，狼吞虎咽地把它吃完了，还生怕同村的人看到，说他太过奢侈。结果回到家就胃痛，几天吃不下东西，还花了不少钱去看病买药。这件事也成了全村人的笑话，成为老人教育小孩的反面教材。受此影响，到现在我心里还遗留有对粽子的阴影。虽说广东的粽子品种很多，馅料丰富多彩，但我觉得还是不能贪吃，更不要乱吃，要因人、因时而食。为此，我特意收集整理了吃粽子的禁忌，具体包括以下几点。

一、早餐不宜单吃粽子

早餐要吃好，既要丰富又要有营养，粽子可以佐餐，不适合作为早餐单独食用。因为早晨是人胃肠道功能最弱的时候，而糯米为主要原料的粽子黏性高，不易消化，一旦进食过多，会刺激胃酸分泌，可导致慢性胃炎、食管炎等。

由于粽子多是由难消化的糯米制成，要在人体内充分消化，得耗费更长时间、刺激更多胃酸分泌。因为有肠胃疾病的人消化和吸收作用大都较弱，如果空腹吃粽子，可能导致有慢性胃炎、食管炎的患者旧病复发。

二、睡前不吃粽子

睡前 2～3 小时不宜吃粽子。因为睡前吃粽子容易给胃肠道带来负担，导致食物积滞，消化不良，或引发胃肠病旧疾。粽子最好是用作早、午餐的佐食，既可以品尝美食，又不至于吃粽子过量。

三、粽子不要冷吃

夏季天气炎热，有些人喜欢吃凉粽子，但粽子最好趁热吃，否则容易伤脾胃。粽子中的糯米性温，趁热吃可滋养脾胃，如果放凉再吃，既难消化，又伤脾胃。

四、粽子不宜吃过量

一只中等大小的裸粽，也就是什么都不加的白粽子，热量为 200～250 千卡，如果一餐吃粽子超过 1000 千卡，至少要慢跑 16 千米、或健走 18 千米、或骑自行车 40 千米才能消耗掉。一餐放纵吃太多，一整天热量破表，对肠胃不好。

通过临床观察，一些有宿疾的患者是不适合多食粽子，或应尽量少食粽子。例如，心血管病、高血压、高血脂、冠心病、胆囊炎、胆石症的患者，不宜多吃肉粽、猪油豆沙粽等；消化系统功能较弱的老人和儿童，不宜过多食用，过多食用粽子容易造成消化不良，产生嗳气、腹胀、腹痛等症状；糖尿病患者不宜多食豆沙粽或其他含糖量高的粽子；胃及十二指肠溃疡患者，不宜吃太多粽子，过多食用有可能造成溃疡穿孔、出血等。

吃粽子时，可以配合饮些淡淡的绿茶，或普洱茶。如果出现消化不良、嗳气、腹胀，可以用炒麦芽、焦山楂煮水代茶饮；或用中成药，如保和丸、化积丸、四磨汤口服液等，以消积化滞，行气和胃治疗之。

饭后百步走

晚饭后，我常沿着海滨大道散步，有时步行到渔港公园，有时步行到中澳公园，完成既定的“饭后百步走”。这并不是为了“活到九十九”，而是为了有一个健康的身体。其实轻松一走，就不止百步了，而是成千上万步。

我是从事医疗专业的，深知运动与健康的关系。饭后走一走，有利于增强胃肠道的分泌和蠕动，缩短食物进入小肠的时间，促进机体对食物的消化吸收，防止老年人胃肠功能紊乱，我也切身感受到了它对人的好处多多。其实中国传统健身术，早就有一项“饭后行走功”，此法是“走数随意加减，以立稳缓行为好”，具有“化食水，顺气，和筋血”之功能。此外，民间有句谚语，“吃罢饭躺一躺，不长半斤长四两”。说明饭后不活动一下，很容易使人发胖，过于肥胖将会成为许多疾病发生的温床。

但是，饭后活动不可过于激烈，那样会造成血液大量流向四肢肌肉，使腹部器官的血液相对减少，胃液和胰液的分泌也随之下降，小肠的消化吸收功能相对降低，使人感到上腹胀闷，甚至发生剧烈的右下腹疼痛。因此，饭后百步走，一定要把握一个“度”，掌握好“走”的分寸，实行一种人为的在积极意识支配下的漫步，也就是逍遥自在地走，这样才能有利于身体的健康。

饭前饮汤好处多

大凡到过广东的人，都知道饭前先饮汤的习惯。这不仅是民间的一种习俗，而且具有一定的科学道理。益处甚多，值得推广。

众所周知，食物在体内的消化是靠消化器官和消化液来完成的。一个成人每天分泌的唾液为1000～1500mL，加上胃液、胆汁、胰液、肠液等消化液，总量约为6000～9500mL之间。饭前1小时左右饮用汤水，可以及时把水补充到全身各个细胞组织，同样也保证了消化器官分泌必要的和足够的消化液，来促进食欲，帮助食物的消化吸收。尤其是在早餐之前，由于一夜睡眠之后，人体损失的水分较多，多喝点汤水就更有必要。这大概就是广东地区早茶久盛不衰的缘故吧。

伴随着进食而饮用汤水，既可以补充营养，又有助于溶解食物，促进对食物的消化吸收，也是十分有益的。若饭前不饮水，饭时不喝汤，则饭后会因胃液的大量分泌使体液丧失过多而产生口渴现象。此时再喝汤水，反而会冲淡胃液，影响食物的消化吸收。

饭前饮汤水，不仅有助于食物消化吸收，而且对于减肥也有一定的作用。美国某一大学研究者们，通过对1000名肥胖者的调查结果表明，其中一批饭前先喝热汤的人们，每餐摄取的热量，都减少了55千卡。可见饭前饮汤，对于肥胖者来说，可以减少饭量，防止继续增胖。

因此，为了你的健康，请注意饭前饮汤，科学用膳。

风险就在身边

记得有一次，我接诊了一位痛风患者，双足大拇指关节红肿热痛，以右侧为著，患者要求开中药进行治疗。而此患者，却是一个潜在的急性心肌梗死患者。

患者因痛风发作就诊，为了进一步确诊，我建议抽血化验尿酸。当了解到患者近两年没有检查过身体时，我建议还是查一个生化全套。大概十一点报告结果出来了，当我看到结果后，心里不由得更加重视起来，患者的心肌酶谱（谷草转氨酶、肌酸激酶、肌酸激酶同工酶等）成倍增高。可是患者没有心前区及其他部位的疼痛，在反复询问下，他才说出后背略有紧压感。此外，患者还当我面做了几个扩胸动作，以示心脏没有问题。他要急着去办事，下午还要应约打麻将。但我不能让他走，于是在考虑如何让患者安静地留下来，进一步检查心电图，以明确诊断。

在我和患者家属反复耐心地劝说下，患者还是同意先做了心电图。在等待报告出来的时候，为了不让患者精神压力太大，我反复给患者做思想工作，分散其注意力，要求其不要紧张，安静下来，不要活动，听从我的安排。其实我心里比谁都紧张，这里是一家康复医院，如果心肌梗死，突发严重心律失常或心搏骤停，既没有相关的药物，也没有相关的急救设备，唯一能做的是人工心脏按压。

心电图检查结果出来了，患者被确诊为“急性心肌梗死”。我立即联系救护车，把患者送到胸痛科急诊入院。当听说患者上了手术台，转危为安时，我悬着的一颗心才算放了下来。这位患者是幸运的，我也为这次及时地排除险情而宽慰。

不是我小题大做，心肌梗死的风险和危害性实在是太大了。且不说远期的，就在近期，我海南某部队医院的老同学，从院长位置上退下来没多久，突发心肌梗死，抢救无效死亡。

通过这个病例，我再次感受到医者行医之如履薄冰，风险随时随地都会存在。任何时候，任何情况下，都要认真审视每一个细节，每一个病证，才能排除风险，解决问题，使自己立于不败之地。

海滩沙疗的好去处

我这次海安之行，发现一个保健养生的好去处，也算是一个大收获，就是白沙湾海滨浴场。白沙湾位于海安境内，与海口市隔海相望，是一个风景秀丽的海滨休闲度假村。

白沙湾因沙滩细小、洁白而得名，是纯天然的海滨浴场。这里的海水格外碧蓝，一望无际。据说有游泳爱好者常常从此处出发，横渡到海口市，需要二十几个小时，其壮举令人敬佩。如果是旱鸭子，在海边散步也是一种享受。每当风浪来袭，就有一道道的白色浪花，向着海滩急匆匆地奔跑而来，把洁白细小的海沙卷在其中，一波接一波地冲刷和洗涤。此时此刻，你才能亲临观察大浪淘沙之景，才能真正地体会到海浪冲击和拍打的妙处，才知道聆听涛声海韵的玄妙之音是如此美妙。

这里不仅好看好玩，还是天然的沙浴之地。由于海滩的白沙细小，加上阳光充足，非常适合进行海滩沙浴，是一处十分理想的沙浴理疗保健场所。当你躺在阳光照射的白沙滩上，再用白沙把身体覆盖起来，大约半小时，全身的血液循环就会加快，皮肤出现潮红。这种埋沙疗法，具有舒筋活血，通络解痛，祛除疲劳，促进代谢，改善关节功能等作用。人体埋在温热的沙子里，通过沙子覆盖产生的热、压力、磁力等，达到康复治疗效果，可辅助治疗类风湿关节炎、腰椎间盘疼痛、慢性腰腿痛等疾病。如果有颈、肩、腰、腿疼痛及风寒湿痹的患者，不妨一试。既能欣赏风景秀丽的海滨风光，又能达到强身健体、除湿祛病的作用，何乐而不为呢！

这里虽然海景优美，沙滩白净柔软，但地处偏僻，知名度不高，游客不多，恰好符合我喜欢独处清静的环境，又践行自己养生保健的习惯。

健康的标准

过去，我们一直把“体检合格”，作为健康的标准，并描述为“人体各器官发育良好，功能正常，体质健壮，精力充沛”。但随着健康概念的扩大，这种标准已显得十分模糊和狭隘。为此，1999 年世界卫生组织对健康的标准又做了新的修订，提出了身心健康“五快三良好”的标准。

一、躯体健康（五快）

1. 吃得快：进食时有良好的胃口，不挑剔食物，能快速吃完一餐饭，说明内脏功能正常。

2. 走得快：行走自如，活动灵敏，说明精力充沛，身体状态良好。

3. 说得快：语言表达正确，说话流利，表明头脑敏捷，心肺功能正常。

4. 睡得快：上床后能很快入睡，且睡得好；醒后精神饱满，头脑清醒，说明中枢神经系统兴奋、抑制功能协调。

5. 排便快：一旦有便意，能很快排泄完大小便，且感觉轻松，说明胃肠、肾脏的功能良好。

二、心理健康（三良好）

1. 良好的个性：情绪稳定，性格温和，意志坚强，感情丰富，胸怀坦荡，豁达乐观。

2. 良好的处世能力：观察问题客观现实，具有良好的自控能力，能适应复杂的环境变化。

3. 良好的人际关系：助人为乐，与人为善，有好人缘，保持心情愉快。

因此，健康是一个综合性的概念，需要我们在多个方面努力保持和提升。在身体上符合躯体“五快”，是以人体生理活动的速度，来衡量各器官和系统的功能正常；心理上做到“三良好”，是以人在社会活动的适应能力，来衡量心理健全。不但符合科学逻辑，表达简洁、准确，而且生动、形象、生活化，易于人们判断自己是否健康。

健康地老去

“人生自古谁无死”，死亡是人生的终点。除了意外死亡和为国为民牺牲外，剩下的就是不健康的衰亡和健康地老去。健康地老去是人生最好的结局，也是大多数人为之努力的目标。

我在临床上看到那些长年卧床不起，生活不能自理，甚至意识不清，身上插着3～4根管子，连自杀的能力都不具备者，真是让人惋惜和心疼。尽管有些人也达到七八十岁高龄，但饮食、二便都需要他人帮忙，甚至翻身都依赖别人，这样无论寿命多长，都失去了生命的价值和意义。不健康的生存及老去者，在现实生活中是比较多见，有些人后半生几乎都是在家人的照顾中度过。不仅自己活受罪，还连累家人跟着遭殃。因此，如何做到健康地老去，不仅是一个社会问题，也是一个家庭问题，更是实现健康中国的大问题。

为什么很多人会出现不健康地老去呢？除了与社会因素、环境因素、情感因素、饮食因素有关外，大多数人是因为年轻时透支了身体，长期处于亚健康状态，逐渐发展到多病缠身，未老先衰，甚至不老而终。高血压、糖尿病、冠心病、肥胖、脑血管病、肿瘤、骨关节退行性病等，本来是老年人才有可能患的疾病，年纪轻轻就接踵而至，每天大把大把的药物吃下去，痛苦不堪。

要有一个健康的身体，要健康地度过一生，必须做好养生保健工作。养生要从年轻时开始，保健要从亚健康着手。我们现在已经开始从治已病向治未病转变，未来更需要以积极防治老龄化的理念为指导，实现从治病到保健更深层次的转变。要想做好养生保健，首先必须着眼于以下几个方面。

1. 坚持锻炼，增强体质。健康源于运动，运动不仅可以让生活更美好，还可以抗衰老，让身体远离疾病。运动要因人而异，根据自身的条件，选择合适的运动项目。锻炼身体要持之以恒，才能收到满意的效果，切忌三天打鱼两天晒网，越忙越要挤出时间进行锻炼。只有健康的身体，才能干好工作，才能做出成绩，才能有一个健康的晚年。

2. 有病要及时求医治疗，不要把亚健康状态拖成疾病，把小病拖成大病。一旦得了不治之症，才想着不惜一切去求治，最后造成人财两空。就诊看病，要找正规医院的专业医生诊治，千万不要有病乱投医，在网上找医生，相信道听途说的江湖医生，这样不仅会上当受骗，延误治疗时机，还会因为不当用药而掩盖病症，错过最佳治疗时间。

3. 主动、定期体检。体检可以对一些隐而未发的疾病早发现、早治疗，没有症状并不意味着健康，相当一部分疾病出现症状时已经病入膏肓了。因此，定期体检，没病早防，有病早治，把疾病消灭在萌芽之中。尤其是通过中医体质辨识，了解自身阴阳气血的变化，及时地补偏救弊，使之保持动态平衡状态，人体就不会发病，就会有一个健康的身体。

4. 平衡膳食，合理用餐。要遵从“早吃好，中吃饱，晚吃少”的三餐饮食理念，千万杜绝不吃早餐，或将早餐和午餐合并的不良习惯，这样会造成营养摄入不均衡。同时还要少吃外卖，少吃腌制品，少吃油炸食品，戒烟限酒，少喝冷饮料及碳酸饮料。吃饭要细嚼慢咽，杜绝狼吞虎咽，饥饱无常等不良习惯。

5. 要注意心理平衡，做到心情愉悦。在现实生活中不如意的事总是难以避免，如果不能泰然处之，很容易引起心理不平衡，导致身体和精神上的疾病，而且坏情绪易破坏人体免疫功能，加速人体衰老过程。所以生活、工作中非原则问题无须过分坚持，要懂得欣赏自己所拥有的，时刻提醒自己要保持轻松愉悦的心情。不仅要学会放下，还要学会不断排解压力。常与家人、朋友、同事交流沟通，不断舒缓学习、工作、生活中的压力和情绪。多参加一些娱乐活动，多听听欢快向上的音乐和歌曲，多看一些积极乐观的影视作品。

6. 要注意人与自然和谐共生的关系，注重四季养生规律，适应寒冷暑热的气候变化。切忌长时间处在空调环境中，过度依赖空调，会导致机体调节能力和抗病能力下降，非常容易生病。况且空调中还容易滋生病菌，病菌会随着空调的老化侵袭人们的健康。

7. 劳逸有度，动静结合。既不要劳倦过度，也不要久坐、久卧。长时间不动，不利于血液循环，会引发脊柱、新陈代谢和心血管方面的病症。不要看手机时间太久，不要面对电脑时间太长，这样不仅会因辐射造成伤害，还会出现“手机综合征”“电脑综合征”等不健康的综合征。

8. 作息时间规律，保证足够的睡眠时间。睡眠是消除身体疲劳的主要方式，好的睡眠不仅能有效保护大脑、加速体力恢复，还能增强机体的抵抗力、延缓衰老、延长寿命。只有遵守人体生物钟的规律，该工作时工作，该睡觉时睡觉，这样才能睡个好觉，提高工作效率。千万不要熬夜，晚上要少吃夜宵，经常失眠者要少饮茶及咖啡。睡眠质量差是神经衰弱的重要诱因，长期睡眠障碍会影响人们的生活和生存质量下降。

总而言之，只有严于律己，生活规律，按时作息，动静结合，劳逸有度，乐观向上，戒除不良习惯，才能有一个健康的身体，才能够正常地走完老年进程，实现健康老去的愿望。

健康是福

“健康是1，其他的都是后面的0，1没有了，其他的也都没有了”。这句关于健康的精辟论述，一下子火遍了大江南北。此话很接地气，通俗易懂，寓意深刻，深入人心，让人须臾之间悟出了健康的重要性和必要性。

身体是革命的本钱，在有限的生命里，只有拥有一个健康的身体，才能干好工作，才能创造出自己的价值，才能尽情地享受人生的乐趣。这是人心所向，众望所归。但并不是每个人都能做到，人生的道路是坎坷不平的，人的欲望是无止境的。在仕途面前，在金钱面前，在名利面前，在荣辱面前，在挫折面前，能有几人能做到不卑不亢，洁身自爱，以平常心处之；又有谁能顾及自己的身体，把握生命的节律，将健康摆在第一位。笔者作为一名医生，临床上见到了不少人重病缠身，英年早逝。这些案例都有一个共同的病因，就是不注重养生保健，过度地消耗了自己的身体，过早地透支了自己的生命。一切身外之物，都无法消除身上的病痛，都不能换来宝贵的生命。此时此刻，金钱在生命面前，则显得十分苍白无力。可见人生最大的无知是无视健康，最大的痛苦是失去健康，最大的财富是拥有健康。

健康是疾病的大敌，长寿的保障。我认为“健康是宝，而不利于健康的因素是草”。宝不宜得，得之易失；杂草丛生，除之难尽，烧之复生。因此，健康并不能唾手可得，需要付出，需要锻炼，需要持之以恒地打造一个健康无病的体魄；健康需要明理，需要恬淡，需要用平常心态化解一切矛盾，保持健康的心理状态。

健康是何等重要，它是学习和丰富知识的动力，是从事一切社会活动的基础，是美好生活的本钱，是祛病延年的妙方。只有健康的人生，才是无憾的人生，完美的人生，也是最富有的人生。

老有所为

“莫道桑榆晚，微霞尚满天”说的是日落之时天色已晚，满天的红霞依然是光彩耀眼夺目。这句诗寄托了诗人对老年人的一种期望，也就是说人老了依然能发光发热，奋进不息，有所作为，光彩照人。

老年期是人生过程中的一个阶段，是人生最成熟的阶段。在这个时期的人既希望健康长寿，安度晚年；又希望继续发挥余热，让余生的事业充满阳光，生机无限。如何做到“夕阳红”，老有所为，不少有识之士进行了深入细致地探讨。有人提出“一休二整”，休是休养生息，颐养天年，这个是主要的；整就是整理人生，总结经验教训，指导后来者和用适当的方式服务社会，这是第二位的。有的老人种花养鸟、习画练字、唱歌跳舞；也有的老人发挥原来的专长，继续发光发热，为社会和家庭建设作出贡献。老年人千万不要坐享其成，无所事事，久而久之会产生病痛。我是医生，进入老年期后继续行医治病救人，闲暇之时写点所见所闻、心得体会，虽然说写作水平不高，但其乐融融。因为此举可以促进自己动手动脑能力，增强记忆力，以期达到健身健脑的作用，从而有延缓衰老进程的作用。

我认为老年人无论从事什么活动，干什么事情，首先要有一个健康的身体，才能胜任各项活动，才能顺利完成各项工作，才能平安快乐地度过夕阳阶段。没有健康，其他的都等于零，一切都是空想空谈。别说干事了，就是一般的生活都不能自理，还怎么去享受工作的乐趣，还怎么去安然地度过晚年生活。老年人要想有一个健康的身体，就必须坚持适度的锻炼，合理的饮食，以及适合自己的养生保健。要做到未病先防，有病早发现早治疗，只有不断地纠正人体的不平衡不协调状态，祛除不利于健康的因素，才能有能力有精力去发挥余热，继续为社会作出贡献，为和谐家庭做出奉献，不为自己添病痛，不为儿女找麻烦。千万不要无病酿成有病，小病拖成大病，最后达到无药可治的地步，此时后悔已晚。

总之，老年阶段是人生的重要阶段，老年事业是全社会的阳光事业。每位老人都要关爱自己的身心健康，做到老有所为。当然全社会也应该关爱老人，让老年人能够健健康康，老有所用，老有所乐，老有所养。

乐在垂钓中

老李家靠近海边，有一艘小渔船，专门用于海上垂钓。每逢周末，我就会乘坐他家的渔船，行驶到近海之中，开启一天有意义的垂钓生活。

每次到海上钓鱼，看着碧波浩渺的茫茫大海，心里都会激动无比。据老李讲，钓鱼也是运动，是一项休闲运动，是对人的体力、精力、耐力、反应力、精神集中度的一种锻炼。钓鱼也是一门技术活，尤其是海上钓鱼，技术含量很高。首先是观察力，要排除海风海浪的干扰，了解不同鱼类的生态环境，选择适合垂钓的海域。要具有高度的专注力，耐心等待鱼漂颤动的一瞬间，然后抓住机遇，把握好收竿拉鱼的力度和进度。要有成败的定力，钓到大鱼自然是兴高采烈，钓不到鱼也不能心烦意乱，躁动不安，否则鱼也会看你的脸色，不敢靠近你。要耐得住寂寞，新鲜感过后，就是单调的等待，枯燥乏味的寂静。还要经得起风刮水溅，酷暑炎天的考验。钓鱼不能像“小猫钓鱼”那样，三心二意，到头来一无所获，空手而归。要一心一意，全心全意，方得始终。

我是钓鱼的初学者，既不得法又缺乏恒心。通过垂钓活动，既磨炼了意志，又培养了对钓鱼的兴趣和热情。在钓鱼的过程中，我不仅喜欢自己钓上鱼来，还喜欢看别人钓鱼的状态，尤其是钓到大鱼的时候，无论是谁钓到的鱼，心里都激动得久久不能平静。我更是享受钓鱼的经历，钓鱼还可以锻炼自己的心性，养成了我处变不惊的心态。虽然属于我钓的鱼很少，但善始善终就是收获。成功和失败都不重要，一切都是生活中的一个音符。但有一点非常重要，这里值得特别说明的是自己钓上来的鱼，看起来特别漂亮，吃起来特别鲜美。

由此可见，钓鱼的收获是很大的。它的收获不在于钓了多少鱼，而是得到了一次海上修身养性的机会，一次有动有静、静中有动、动中有静、动静结合的特殊运动，一次深度的阳光浴。更重要的是亲身体验了钓鱼对人体情感活动的影响，难怪关注和参与钓鱼的人越来越多。以后要好好跟李师傅学习，经常到海上体验一下钓鱼的乐趣，不断发掘垂钓对人体健康带来的益处。

落泪不是无情物

落泪是情绪变化的晴雨表，伤心落泪、愁眉泪眼、喜极而泣、悲痛哭泣、愤怒落泪等，均说明了泪是有情之物。泪是伴随着情志变化而滋生的产物，也是人们释放情感的一种表现形式。

一般情况下，遇到七情变化都会出现程度不同的落泪现象，但女士明显多于男士，这也许是女士比男士长寿的原因之一。俗话说女人是水做成的，就是因为女士的情感丰富，遇事容易激动，将情绪毫不掩饰地释放出来，最常见的表现就是动不动就哭泣落泪。其实生理性的落泪并非坏事，而且还会有很多好处。

首先，落泪可以缓解人们的压力。当遭遇巨大的压力时，如果找不到其他的途径来宣泄，可以通过哭泣来释放压力。之所以会出现压力大的现象，主要还是因为人们不断地压抑情绪导致的，通过哭泣可以使压抑的情绪得到释放，压力也会随之缓解。

其次，落泪可以愉悦心情。欢喜落泪，喜极而泣，是高兴的泪水，是幸福的泪水，对人体十分有益。如果有难过情绪出现时，能够好好地哭上一场，也会使人们的心情明显好转，有豁然开朗的感觉。因为在哭泣的过程中，情感得到了充分的释放，精神压力得到了一定地缓解，所以哭过之后整个人会感觉到非常轻松。

再次，落泪可以改善人际关系。情绪性的哭泣往往能够真实地流露出个人当前的情感，比如无助时哭泣能够激发他人的保护心理，产生出关爱哭泣者的举动，忍不住会上前给个拥抱，予以安慰，甚至挺身而出予以许诺和爱护，让内心委屈者释然，使原本降至冰点的关系会得到缓和。

中医对眼泪也十分重视，认为“泪为肝之液”。肝开窍于目，肝血及肝之津液充盈，溢于目窍则为泪。正常情况下，泪是从眼睛内分泌出来的液体，具有滋润和保护眼睛的作用。落泪还是一个疏肝解毒的好方法，肝脏是一个解毒器官，具有疏泄气机的作用。如果肝脏为情志所伤，气机不畅，肝气郁结；肝脏的解毒功能下降，可致留存毒素。肝气郁结，排毒不畅，就会给人们带来麻烦。有什么好办法呢？除了中医疏肝解郁药物治疗外，因为泪为肝之液，哭泣也可以帮助肝脏排郁解毒。所以，难受时、委屈时、压抑时就干脆哭出来。哭泣不但可以宽胸理气，使郁闷消除，而且还可以把压抑在体内的情绪发泄出来，把积存的郁积排解掉。有位心理专家指出“嚎啕大哭从某种程度上体现了现代人寻求内心宁静的单纯渴望，是为剑拔弩张、斤斤计较的生活寻找停歇喘息的机会，悲伤确实能比较有效地缓解焦虑情绪”。我们在现实生活中常常可以看到，有些女孩子情感受伤、郁怒生气后会大哭一场，哭过后有一种如释重负的感觉，仿佛整个人都觉得十分轻松，原因就是眼泪为她排解了肝之郁毒。

由此可见，当我们遭遇委屈、悲伤、忧虑、抑郁、烦心等问题，遇到难以承受的压力后，要及时地让自己的情绪自然流露出来，毫不掩饰地让眼泪流下来，痛痛快快地哭上一会儿，就会感到气顺心舒，心里就会有种解脱和放松的感觉。

漫谈“老小孩”

长期以来，人们把老人比喻成“老小孩”，是说人到老年的时候，性格就像小孩子一样天真，很任性，总是喜欢别人哄着来，喜怒无常的。对那些言行举止、生活习性、思维逻辑发生“返老还童”现象的老年人我们称他们为“老小孩”。

我对“老小孩”有着自己的看法，因为上述所说的“老小孩”是一种病态，有可能是“老年痴呆症”的早期表现。我也步入老年人的行列，作为一个健康的老年人，我认为应该是人老心不老。我把“老小孩”理解为老年人拥有小孩子的心态。人总是要老的，这是自然规律，但我们不能随着身体上的衰老，在心态上也要跟着衰老。而应该提倡老年人要有小朋友的心态，做一个人见人爱，聪明可敬的“老顽童”“老小孩”。

如何做一个健康的“老小孩”？我认为首先要心态年轻，放弃倚老卖老、为老不尊、依附子女的思想和旧习。要学会随遇而安的生活，养成多动脑、多动手的习惯；要多与小孩子相处和玩耍，多参与儿童的活动和游戏，要多听听儿歌，多看看少儿舞蹈。不要动不动就指责年轻人的行为举止，要多欣赏年轻人的娱乐方式和方法，条件许可时最好是参与其中，感受年轻的气息和氛围；要学会新潮和时髦，穿着打扮要年轻化；从心理上不要认为自己是年老落伍的人群，不要把“老了，不行了”挂在嘴边；不要自我划分年龄代沟。要不断进取，尽力减少与年轻人在认知问题上的差异。对于年轻人好的风尚，新的技能和方法，能接受就接受，不能接受就学习，尽力缩小差距，不要落后太多；要与时俱进，力争跟上年轻人的步伐，做一个新时代的老年“弄潮儿”。虽然说这些事儿做起来很难，但做比不做好，学比不学好。

我是一个医务工作者，尤其是一名长期从事中医老年病科的医生，对那些六七十岁还要求开美容养颜药方的女士十分赞赏，对那些六七十岁还要开“补肾壮阳”药物的男士十分佩服。因为他们的心态是年轻的，他们的身体机能也随着心态而年轻，所以始终具有旺盛的斗志，不服输的精神，不服老的气概。虽然有些人不理解、不认同，但事实上确实存在着。所以，“老小孩”应该是老人心态年轻的一种美誉，而不应该将其视为“老年痴呆症”的代名词。

谈谈“老小孩”的话题，写点自己的感想和希望，还是很有必要的。在此希望那些人老心不老的“老小孩”，永远年龄快活，青春永驻！健康长寿！

貌相知寿年

俗话说“人不可貌相”，其实并不是完全正确，有时候人的貌相还是可以说明一些问题的。尤其是人的生长、发育及衰老与外貌特征密切相关，相貌是人生全过程的外在表现。

早在两千多年前的《黄帝内经》就有关于不同年龄阶段人体生理变化特点和相貌特征的论述，指出女子 7 岁，肾气开始旺盛起来了，乳齿更换，头发旺盛；14 岁，天癸产生，冲任脉旺盛，开始有月经；21 岁，肾气充满，真牙长出，牙齿就长全了；28 岁，身体强壮有力，头发生长达到最茂盛的阶段；35 岁阳明经脉气血逐渐衰弱，面部开始憔悴，头发开始脱落；42 岁，面部憔悴无华，头发开始变白；49 岁，冲任脉气血衰少，月经断绝，失去了生育能力。男子 8 岁，肾气旺盛起来，头发开始茂盛，乳牙更换；16 岁，天葵产生，精气溢满而能外泻；24 岁，肾气充满，真牙长出，牙齿长全；32 岁，筋骨丰隆盛实，肌肉健满；40 岁，肾气衰退，头发开始脱落，牙齿开始枯槁；48 岁，面部憔悴无华，头发和两鬓花白；56 岁，筋骨活动不能灵活自如；64 岁，天癸枯竭，牙齿头发脱落，形体衰疲。

根据临床有关资料分析，结合古人的传统论述，人体衰老的外貌特征有以下几个方面。

1. 身高：人到老年，脊椎出现退行性变化，下肢骨骼发生弯曲，身高随之下降。脊柱的这种变化与长期以来承受重力的影响有直接关系。一般来说，人到 40 岁以后，身高缩减的变化就更为明显，甚至出现驼背。

2. 面容：人到老年，明显看到面部的皱纹增多，粗糙而缺乏弹性，另外由于色素沉着增强，面部见到黑褐色的斑块，又称老人斑。

（1）颧骨大的人长寿，《灵枢・五变》中记载，“颧骨者，骨之本也。颧大则寿，颧小则夭也。”因此，颧骨大小能在一定程度上反映出骨骼大小，骨骼坚固，自然有助于长寿。

（2）面部人中及耳的变化，也能反映寿年的情况。人中深长的人，体内的体液运行更加通畅，身体更健康。有人调查发现，人中深、长、阔者健康长寿者多，反之短、浅、细的体弱、短寿者多。

（3）人们常说“耳朵大有福气”。其实，耳朵厚大的，同样是肾气充足的表现。中医认为，肾开窍于耳。有相关研究也表明，耳朵大的人确实更易长寿。调查发现，60 岁以后耳廓的长度和宽度都有增加，80 以上老人耳垂长度至少在 1.85cm，耳垂的外观也变得丰厚肥大。

3. 精神与智力：人到老年，大脑重量减轻，大脑皮层表面积减少，神经纤维退化，就会感到精神明显不如以前，记忆力减退，精神不集中，情绪低沉，缺乏主动。而这些精神和智力方面的退行性变化又往往引致老年人情绪低落，对生活丧失信心。

4. 性征改变：随着年龄的增长，女子在 50 岁后，男子在 60 岁后，卵巢和子宫、睾丸和前列腺的衰退都非常明显，男、女第二性征发生改变，嗓音变得低沉，阴毛、腋毛脱落，女性嗓音变粗，乳房萎缩，男女都向中性人发展。

人的相貌虽然说是天生的，但也是可以改变的。一个人 30 岁以前的相貌是父母给的，而 30 岁以后的相貌是自己给的。因此，我们在生活中，通过养成一些良好的习惯，加强锻炼，均衡营养，注意补充不饱和脂肪酸，就能影响我们的容貌，有助于健康长寿。

情志与疾病

我国有关情志对疾病的影响，轶闻趣事颇多。相传春秋战国时，吴国大夫伍子胥过昭关，一夜间愁白了头发；《三国演义》中的周瑜，与孔明斗智斗勇，屡斗屡败，悖怒猝亡；《红楼梦》中的林黛玉，过度忧伤，痨病而夭。这些例子，虽有夸张，但从医学心理学的理论视之，确有道理，在现实生活中也不乏其例。

情志的异常变化，可引起内脏功能失调而发生疾病或加重病情。中医对此早有深刻论述，认为“怒伤肝，喜伤心，思伤脾，忧伤肺，恐伤肾”。现代医学也认为：一个人在受到沉重打击时，可能会在其整个机体上产生巨大的改变，出现心脏血管痉挛、肝脏胆液充积症等症状。事实证明，一些经历严重挫折的人，躯体疾病有着较高的发病率。我国心理工作者，在对23例高血压患者的研究揭示：患者病前不良的个性情绪特点，在高血压病的病因中占74.5%；根据美国某医院调查，在500名胃肠病患者中，因情志因素造成者占74%；英国医生曾调查250名癌症患者，结果发现其中156人在发病前曾受过强烈的精神刺激。临床证实：常见的胃及十二指肠溃疡、心肌梗死、脑出血、高血压和精神神经性疾病等，都可由情绪过度紧张而促发。通过调查分析还发现，精神急躁，缺乏耐心，易于激动，竞争性强的人，容易患冠心病。

对于疾病，情志治疗也有着重要的作用。著名心理学家潘氏指出：“不仅药物能治病，而且良好的心理因素和积极的心理状态，对于身体的或精神的疾病，也常常能起到治疗或有助于康复的作用”。因此，君欲健康长寿，必须随时掌握和控制自己的情绪变化，使之处于有利于减少疾病发生和治疗疾病的有效状态。

人生常乐是寿诀

喜怒哀乐悲恐惊，人至期颐有七情。在生活的海洋绝不会像水池一样风平浪静，能够驾驭七情，保持乐观向上的心态，对人体健康尤为重要。在七情当中，“乐”是保证人健康长寿的关键。人生常乐，体现在各个方面，如知足常乐、与人同乐、助人为乐、天伦之乐、动中有乐、静中求乐、宽以为乐、学中有乐、为民而乐等，都说明做任何事情都要乐在其中。

“人生常乐是寿诀”给人们传达了一个深刻而积极的观念，即保持乐观和愉悦的心态对健康和长寿至关重要。从心理学的角度来看，快乐是一种积极的情绪状态，能够增强人的免疫力和抵抗力，有助于预防和缓解各种疾病。当人们处于愉悦的状态时，身体会释放出内啡肽等有益健康的化学物质，这些物质有助于缓解压力、减轻焦虑和抑郁，促进身心健康。从社会学的角度来看，一个快乐的人往往更容易与他人建立良好的人际关系，得到更多的社会支持和帮助。这种良好的社交环境不仅可以提高个人的幸福感和满足感，还可以进一步促进身心健康，形成一个良性循环。此外，从哲学的角度来看，快乐是一种生活态度和目标。一个乐观向上、享受生活的人，无论遇到什么困难和挑战，都能以积极的心态去面对和解决。这种态度有助于人们在生活中保持平衡和稳定，减少不必要的压力和冲突，从而有利于健康和长寿。

因此，“人生常乐是寿诀”这句话提醒我们，要保持乐观和愉悦的心态，积极面对生活中的各种挑战和困难。通过培养积极的生活习惯、保持良好的人际关系、追求内心的满足和幸福，我们可以更好地享受生活的美好，乐在其中，其乐融融，从而实现健康和长寿的目标。

散步散心小议

我没有什么爱好，唯一的爱好就是通过散步去散心。清晨或晚饭后，到公园里去散步健体，赏景散心，构成了我每天生活的一部分。

散步是肢体活动，散心是心理活动。将这两种活动结合在一起，既锻炼身体，又放松心情，是十分有益健康的一项有氧运动形式，我十分满意这项简单而实用的锻炼方法。

曾几何时，一直想着学习，再学习；进步，再进步。虽然取得了一点成绩，也曾辉煌一时，但日子过得并不轻松。有自我追求的压力，有繁忙工作的压力，有同行妒忌的压力，有家庭琐事的压力，还有一些意想不到的烦心事，真可谓压力山大。现在回首往事，着实感到对自己太过苛刻，活得太累，活得不够自如，还透支了身体。虽然说有收获，但也有失去，值得与不值得还真不好评说，因为站在不同的角度就会有不同的结论。但错失了很多锻炼身心的时间和机会，由此造成的潜在损失是客观存在的，随着年龄的增加早衰的体征一个个地凸显出来。

因此，近年来开始注重锻炼身体，保养自己，虽然说为时已晚，但做总比不做好，所以才把散步散心活动进行下去。早晚到渔港公园走走，到观海长廊看看，享受大自然的美丽，感受阳光和微风，呼吸一下新鲜空气，听一听海浪拍岸的涛声，看一看对面十里军港的雄伟英姿，放飞为红尘所羁留的心情，释放一下日常生活中的烦闷情绪，真可谓轻松快活，十分惬意。这项活动，已成为我每天必不可少的活动，成为一种习惯。

少酒书为乐

“少酒书为乐”是出自徐文秀的一副对联，意思是说杯子中没有酒，但是诗书中的文字也能让人迷醉。我把它引申为劝人少饮酒的意思，是说“少饮酒多看书，才是人生最大的乐趣”。

关于饮酒，古往今来赞美者多，如“对酒当歌，人生几何”“花间一壶酒，独酌无相亲。举杯邀明月，对影成三人”“人生得意须尽欢，莫使金樽空对月”等，道尽了饮酒的乐趣和享受。其实饮酒的坏处远远超出了它的益处，尤其是经常大量的饮酒，百害而无一益。

长期饮酒究竟对人体有哪些伤害呢？分述如下：①乙醇不仅会对胃黏膜产生刺激，还会造成胃肠功能的紊乱。经常喝酒的人，胃病的发病率很高。②酒中含有许多有害物质，直接对肝脏产生危害。肝脏是个化工厂，乙醇要经过肝脏进行代谢。所以长期大量地饮酒，会导致人的肝脏出现问题，出现肝硬化、酒精性脂肪肝的比例也会相对比较高，严重者还会导致肝癌。③长期饮酒会导致脂肪的堆积，因为乙醇影响脂肪的代谢，使脂肪积聚在体内导致酒精性脂肪肝及肥胖。常饮啤酒者，还会发生啤酒肚。④经常大量的饮酒，人的心脏受到乙醇的持续性损害，会导致心脏肥厚，诱发心力衰竭等心脏疾病。饮酒对血压也有一定的影响，往往会使血压先降后升，令高血压病难以治疗。⑤乙醇还可以危害神经系统。人饮酒时，乙醇对神经系统起到麻痹的作用，损伤脑细胞，常伴随意识模糊、走路摇晃，严重时可能会摔倒造成事故，此类患者还会出现记忆力下降，反应力低下等；⑥孕妇饮酒会影响胎儿的发育，甚至对胎儿产生不良的影响；⑦饮酒还会影响男性精子形成，发生不育症；⑧饮酒后视力模糊，行动迟缓，很容易给自身带来伤害；⑨饮酒过量后血液循环加速，兴奋冲动，容易对周围事物造成各种刺激；⑩长期饮酒容易对乙醇产生依赖，形成酒瘾。

综上所述，长期饮酒对人的危害性很多，乙醇还是促进人衰老的一个因素。因此，为了您的身体健康，为了美好的明天，无论是什么酒，最好是少饮或不饮。把饮酒作乐、醉生梦死的时间，用到书本中，用到学习上。多看书，多学习，书中乐趣是取之不尽，用之不竭的。陶醉在诗书中，比迷幻在酒精中更有益处，更有意义，更有价值。

生命在于运动

生命在于运动，这句话应该是老生常谈，是家喻户晓、男女老幼常挂在嘴上的一句话。

从古至今，运动一直备受推崇。而最具说服力、影响力的一句名言，还是秦国吕不韦的《吕氏春秋》中所云："流水不腐，户枢不蠹。"这句话本意是指常流的水不发臭，常转的门轴不遭虫蛀。时常用来比喻人们只有经常运动，生命力才能持久，才有旺盛的活力。中医十分重视适度的运动和体育锻炼，并且要求"持之以恒"。华佗讲过"人体欲得劳动，但不当使极耳。动摇则谷气得消，血脉流通，病不得生，譬犹户枢？终不朽也"。可见运动对身体健康具有十分重要的意义，生命在于运动，运动在于锻炼，锻炼贵在坚持，坚持就是胜利。

有学者认为"生命的产生在于运动，运动又是生命诞生的前提条件，没有物质运动就不会有生命的产生；生命的存在在于运动，运动也是生命存在的基础，要维持生命体存在，也离不开物质运动；生命的发展在于运动，运动又是生命发展的动力和源泉"。人勤病就懒，人懒病就勤。可以说，人要是懒惰，不爱运动，就会生病，甚至活不下去。人体如果运动不足，就会出现全身骨骼、关节不良刺激，进而影响其代谢功能。这种代谢障碍可使青少年的生长发育受到阻碍、可使成年人丧失体力、未老先衰，易患脊椎病和各类关节病；在老年人身上则表现为骨质疏松、关节变形，甚至卧床不起，抵抗力降低，各种疾病上身。心脑血管疾病长期不运动，会使身体对心脏工作量的需要减少，易导致心肌衰弱，心脏功能减退，血液循环变慢，从而引起高血压、动脉硬化，并为冠心病埋下祸根。活动能力下降，各种免疫性疾病多发。许多研究表明，身体活动量的减少会使人体免疫细胞的数量减少，引起抵抗力下降，易患各种感染性和传染性疾病，严重者还可能影响下一代。

在临床上，因缺乏运动产生疾病，因缺乏康复锻炼失去治疗机会的病例很多。如有些老年人认为儿孙满堂，该享福了，就坐等儿女们孝顺。尤其是一些患了疾病的老人，如中风偏瘫，生活不能自理，本来坚持锻炼就能康复，结果怕苦怕累，坐等儿女们端茶递水、喂汤喂饭，久而久之，肌肉萎缩、肢体变形，说话也不清楚，想恢复都困难了。还有一些上班族，从早到晚坐在电脑前，回到家里躺在床上看手机，由于缺乏运动锻炼，年纪轻轻就患上了肥胖症、“三高”，甚至是冠心病，把老年病的帽子超前戴在了头上。

运动锻炼要因人因地制宜，要结合自己的年龄、身体健康状况，选择不同的运动形式和运动量，如慢长跑、散步、游泳、太极拳、广场舞、八段锦、瑜伽等，还可以借助运动器材、运动场合进行锻炼。身体锻炼必须长期坚持，并且还要有系统性，切不可打打停停，三天打鱼两天晒网，这样就不会达到强身健体的效果。

食物也有属性

我国劳动人民在长期寻求和选择食物过程中，认识和发现了许多食物具有一定的属性，也就是食物的性质和特点。正是因为有这样的性质和特点，才对疾病的预防和控制产生了一定的作用，才逐渐形成了中医“药食同源”的理论基础。这种理论的产生由来已久，历代医家也有研究，有人阐明了食物的属性，有人探明食物的药理，有人论述了食物的制作方法和功能作用。总之，各种各样的典籍，各种各样的论述，层出不穷，不胜枚举。

中医理论特别注重食物的性味，其中的“性”，也就是食物的属性，即寒、热、温、凉这四气。其中寒与凉同性，温与热同性。根据“四气”的特点，可以把食物划分为 3 大类，即寒凉、温热、平性，具体包括以下几点。

（1）寒凉：属性寒凉的食物，一般都是作为清补之用，具有清热、泻火、排毒、解毒的功效，可以在一定程度上减缓机体新陈代谢的速度，有效提高人体免疫力，对于一些慢性炎症，也能起到缓解和治疗的效果，最终达到调理体质的目的。例如，蔬菜类的冬瓜、黄瓜、苦瓜、茄子、白菜、竹笋；肉蛋类的兔肉、猪肉、鹅肉、鳖、鸭肉、鸭蛋等；水果类的西瓜、柿子、橙子、梨；此外，绿豆、小麦、小米、牛乳、白砂糖等都是属性寒凉的食物。

（2）温热：属性温热的食物，一般作为温补之用，具有补虚益血、强身健体、御寒散湿的功效，可以有效改善身体内热量不足、阳气亏损、气血缺乏、体质虚弱等症状。例如，蔬菜类的茴香、葱、姜、蒜、香菜、胡椒；肉类的狗肉、鸡肉、鹿肉、羊肉、牛肉；水果类的龙眼、荔枝、杨梅、樱桃、李子。此外，羊奶、面粉、豆油、酒、红糖等都是属性温热的食物。

（3）平性：属于平性的食物，一般是作为平补之用，这类食物基本上都是维持机体正常运行所必需的，具有养胃健脾、理气宁神、调理体质的作用。这种食物，一般性质比较温润平和，没有什么不良反应，适宜长期食用。例如，蔬菜类的番茄、蘑菇、丝瓜、大豆、黑豆、菜豆、赤小豆、花菜等；肉蛋类的鲤鱼、泥鳅、鸽肉、牛奶、鸡蛋等；水果类的苹果、葡萄、枇杷、菠萝、大枣、山药、杏仁等都是平性食物。

其实，所谓寒、凉、温、热的区分都只是程度上的差别，寒性的程度比凉性深，性温、性热也是如此。另外，中医认为食物有改善和缓解疾病的作用，所以掌握了食物的四性就可以根据自己的体质来选择合适的食物。正如《黄帝内经》所云："寒者热之，热者寒之。"也就是说患寒性疾病的人应该多食用性质温、热的食物；患热性疾病的人应该多食用寒、凉的食物。

适补有益，滥补多弊

盖今之世，好补者众。补即助也，扶持、补益之意。中医认为：人之阴阳协调，气血平和，则安康无恙。反之，气血阴阳虚衰，则百病始生。所以，历代的医家们，积长期医疗之实践，发现一些药物对人体气血阴阳，有强壮滋补之功，至今仍有效地运用于临床治疗。但人体虚弱有阴阳气血之别，而补药有气味归经之属，各有其特殊的选择作用，并非一药万能。因此，临床上须当谨察病因，对症下药，酌施补剂，以促阴平阳秘，方显补药之效能。

但是，有些人，对补药概念模糊，不知甚解，自以为凡补药尽可受用，忽视了个体的差异和实际需求，盲目、过度地补充各种物资。这种做法不仅无法达到预期的效果，还可能造成不良后果。笔者临床见闻不少，如我过去曾收治一例上消化道出血患者，其家属以为出血后要大补，即私自煎人参汤给患者饮用，结果造成胃出血复发并加剧，不得不手术治疗；另有一位女性患者，自服高丽参以补虚，招致彻夜难眠，烦躁异常；又如一位男性患者，食鹿茸欲补肾壮阳，强健筋骨，结果适得其反，以致发生疖肿，红肿热痛；还有服阿胶腹胀不适者；有服当归咽干疼痛者；更有服含有激素成分的补品，导致小孩性早熟的问题。诸如此类，多不胜数。

上述诸例，枉了补剂，害了自己，因此，我们必须引以为戒，切莫过度追求某一味补品而忽视了身体的整体平衡和健康。倘若体虚欲补，需就医明察，辨证施补。对于常人，还是要加强身体锻炼，合理搭配饮食为本。

晚餐与寿命

俗话说得好“早吃好，中吃饱，晚吃少”。这是我国劳动人民在长期的生活中总结出来的经验之谈，也是长寿秘诀。国外也有一位健康专家认为：晚餐的作用，1/4 是维持生命，3/4 是维持医生的收入。可见晚餐吃太多太饱，数病滋生，百害而无一益。

我们从临床上观察到，晚餐过多过饱，可以产生以下一些疾病，即肥胖、脂肪肝、动脉硬化、糖尿病、高血压、急性胰腺炎、尿路结石、肠癌、老年痴呆症、睡眠障碍等。这些疾病会不同程度地影响人们的身体健康和生活质量，并且能加速衰老的进程，从而缩短寿命。因此，吃好晚餐，向健康看齐，是减少疾病，延长寿命的重要举措。

一般认为，晚餐要定时定量。晚饭的时间尽可能要在七点之前为好；且不能暴饮暴食，以六七分饱为宜；晚餐还要以素为主，少食荤菜，少食高脂、高热、高钙及易胀气的食物。只有晚餐有节有度，持之以恒，方可健康长寿。

胃病要“三分治，七分养”

最近，我院将无痛纤维胃镜检查作为体检的一个重要项目，发现了不少胃炎及溃疡病患者，还有少数胃癌被筛选出来。胃癌患者首选是手术治疗，然后中西医结合治疗；胃炎、溃疡病及幽门螺杆菌感染者的四联疗法也很成熟，中西医结合治疗效果更好，此处都不赘述了。这里重点谈的是慢性萎缩性胃炎的治疗，因为这个疾病的发病率越来越高，需要的治疗时间很长，患者的恐惧心理又非常严重。因此，三分治疗，七分调养，不仅可以用于所有胃病，而且对萎缩性胃炎的治疗更为重要。

由于很多医学书籍把萎缩性胃炎称之为癌前病变，因此很多确诊的患者，精神十分紧张，认为迟早会变成胃癌，十分恐惧，于是自觉症状越来越多，吃不香，睡不好，体重明显下降，思想包袱越来越大。这是因为他们对萎缩性胃炎缺乏正确的认识和了解所造成的。

随着我国老年人越来越多，患萎缩性胃炎的人也会很多，这个并不可怕。因为人老了，各个脏器老化，胃黏膜也会老化萎缩，这种萎缩是年龄老化的改变，并不见得是一种病。当然病理活组织检查结果系重度萎缩、重度不典型增生和大肠上皮化生，就应该提高警惕，防止发生癌变了。不过这种情况是很少的，即使属于这种情况，也不是都有变成胃癌的可能，更何况经过“三分治，七分养”，还是会发生逆转变的。

“三分治，七分养”，一是要消除精神上的过度紧张恐惧，心胸开阔，少生闷气，保证足够的睡眠和适当的体育运动；二是要戒酒、戒烟，减少对胃黏膜的刺激；三是要适当节制饮食，少量多餐，多吃软的易消化食物，尽量不吃过硬、过冷、油炸及甜食，不吃生葱、生蒜、辣椒、韭菜等对胃刺激的食物；四是用药特别注意，如感冒药、磺胺药、抗感染药、解热镇痛药及激素类等药物，应尽量不用，或用其他的药物代替。对于萎缩性胃炎的治疗，市场上也有一些药物，但我经过多年的临床治疗观察，认为中医治疗萎缩性胃炎作用大，效果好，还有缓解症状快的优点。尤其是重度萎缩性胃炎，或伴有重度不典型增生及大肠上皮化生的患者，及时地选择中医辨证施治，合理地进行治疗，是完全可以治愈的。

值得注意的是，轻度、中度萎缩性胃炎，不必经常复查，一般 2 年左右做一次胃镜就可以了。但对于重度萎缩性胃炎，特别是重度不典型增生及大肠上皮化生者，最好 3 个月复查一次，做到心中有数。总而言之，作为胃病患者，一定要“知己知彼”，知其然还要知其所以然，坚持做到“三分治疗，七分调养”，没有什么疾病是不能战胜的。

我的幸福观

我对幸福的理解其实很简单，每当我做一件有意思的事，发表一篇论文，出版一本专著，都会感觉幸福无比。还有就是当我治愈一例疑难杂症，解决一个问题，消除了患者的病苦，心里也是美滋滋的，我想这种感觉应该是幸福吧。

人要学会立足现状，正视现实，尽力体验来自不同环境、不同角度、不同事情，所带来的收获和喜悦，所产生的幸福和快感。而不是痴心妄想，不切实际。不要去奢望抬头掉馅饼，低头捡元宝，或是像牛郎一样天上掉下来个神仙妹妹。这些都是妄想，做梦娶媳妇，净想好事，到头来徒悲伤。

每个人对幸福的诠释也不一样，追求也不同。有人追求精神上的幸福，有人追求物质上的幸福，有人是想二者兼得，还有人好高骛远，永远看不到幸福。其实幸福就在日常生活工作中，无时无刻不在我们身边，并非遥不可及。多数人都有一个错觉，老是相互攀比，总认为幸福总是别人的，唯有烦恼属于自己。于是，我们一天天感受着所谓的烦恼，一天天地寻找着幸福，却忽略了自己身边的幸福。很多时候，当我们为找不到幸福而苦恼时，并非幸福真的远离了我们，变得遥不可及，而是我们自己迷失了方向，缘木求鱼。

由于我们自身变得麻木，以至于对幸福熟视无睹，但幸福始终默默地跟随着我们。有一天，当我们幡然醒悟，蓦然回首，会发现幸福就围绕在我们身边，或是在某一个拐角处对我们微笑，静静地等候着我们的召唤。寻找幸福，是我们力量的源泉，善待幸福，会使我们的日子更加美好，事业更加旺盛。只有懂得幸福地过日子，才能不枉今生今世，才能兴旺发达。

聪明人未必幸福，但智慧的人会看到幸福；灵巧者未必幸福，但豁达者会找到幸福。幸福与智慧、豁达始终相伴着。

在这个世界上，你未必是最幸福的，但你肯定不是最不幸的。从点滴做起，从小事中寻觅，每件事中都有成功的喜悦，幸福的快感。要善于寻找幸福，体验幸福，你不找幸福，烦恼就会找你，人生苦短，千万不要迷失方向，错过幸福的大好时光。

五味俱陈

有一个成语叫五味杂陈，意思是说“甜、酸、苦、辣、咸”各种味道混杂在一起涌上心头，感受复杂，体会不出是哪种味道，形容人的心情很难受。我这里把五味杂陈改为五味俱陈，是有意而为之，就是将药、食中的五味功能作用和临床运用全面地进行陈述，使人们在生活中了解更多的中医知识、中药知识和食疗知识。

味是药物和食物的真实滋味。五味并不是只有辛、甘、酸、苦、咸五种，这五种是最基本的滋味，此外还有淡味和涩味。由于长期以来将涩附于酸，淡附于甘，故习称之为五味。一般来说，辛、甘、淡属阳，酸、苦、咸属阴。五味具有不同的属性和功效，分述如下：

一、辛味的功能作用

辛味的食物和药物，“能散能行”，即具有发散、行气、行血的作用。一般来讲，解表药、行气药、活血药多具辛味。因此辛味药多用于治疗表证及气血阻滞之证。如生姜发散风寒、木香行气除胀、川芎活血化瘀等。此外，《内经》云：“辛以润之”，就是说辛味药还有润养的作用，如款冬花润肺止咳，菟丝子润补肝肾等。大多数辛味药以行散为功，故“辛润”之说缺乏代表性。此外，一些具有芳香味的辛味药，除具有能散、能行的作用之外，还分别具有芳香辟秽，芳香化湿、醒脾开胃，芳香开窍等作用。

二、甘味的功能作用

甘味的食物和药物，“能补能和能缓”，即具有补益和中、调和药性和缓急止痛的作用。一般来讲，滋养补虚、调和药性及制止疼痛的药物多具有甘味。甘味药多用于治疗正气虚弱、身体诸痛及调和药性、中毒解救等几个方面。如人参大补元气、熟地滋补精血、饴糖缓急止痛、甘草调和药性并解药食中毒等。

三、酸味的功能作用

酸味的食物和药物，“能收能涩”，即具有收敛、固涩的作用。一般固表止汗、敛肺止咳、涩肠止泻、固精缩尿、固崩止带的药物多具有酸味。酸味药多用于治疗体虚多汗、肺虚久咳、久泻肠滑、遗精滑精、遗尿尿频、崩漏不止等证。五味子固表止汗，乌梅敛肺止咳、倍子涩肠止泻、山茱萸涩精止遗，以及赤石脂固崩止带等。

四、苦味的功能作用

苦味的食物和药物，“能泄、能燥、能坚”，即具有湿、坚阴（泻火存阴）等作用。一般来讲，清热泻火、下气平喘、降逆止呕、通利大便、清热燥湿、苦温燥湿、泻火存阴的药物多具有苦味。苦味药多用于治疗热证、火证、喘咳、呕恶、便秘、湿证、阴虚火旺等证。如黄芩、栀子清热泻火，杏仁、苏子降气平喘，半夏、陈皮降逆止呕，大黄、枳实泻热通便，龙胆草、黄连清热燥湿，苍术、厚朴苦温燥湿，知母、黄柏泻火存阴等。

五、咸味的功能作用

咸味的食物和药物，“能下、能软”，即具有泻下通便、软坚散结的作用。一般来讲，泻下或润下通便及软化坚积、消散结块的药物多具有咸味。咸味药多用于治疗大便燥结、瘰疬痰核、瘿瘤、癥瘕痞块等症。如芒硝泻热通便，海藻、牡蛎消瘰散瘿，鳖甲、土鳖虫软坚消症等。此外，《素问·宣明五气篇》还有“咸走血”之说。肾属水，咸入肾。如大青叶、玄参、紫草、青黛、白薇都具有咸味，均入血分，同具有清热凉血解毒之功。还有不少入肾经的咸味药，如紫河车、海狗肾、蜈蚣、龟板、鳖甲等都具有良好的补肾作用。同时为了引药入肾增强补肾作用，不少药物，如知母、黄柏、杜仲、巴戟天等药用盐水炮制加工，也是为了引药入肾。

以上所述是五味功效的基本内容。具体到某一食物或药物来说，其功效的认定，还必须全面综合并结合临床疗效来分析。

夏练三伏

夏天很热，不动就一身汗，所以很多人宁可待在空调房，也不愿到室外运动一下。其实夏练三伏，是古人通过长期实践活动总结出来的经验之谈，是“顺四时，适寒暑”的一种有效方法。

夏炼三伏，好处多多。不仅能达到增强体质的目的，还能提高人体体温的调节能力，从而增强机体对热的耐受力。常见锻炼身体的运动方法甚多，如游泳、长跑、马拉松、慢步走、骑车、球场运动、健美操、广场舞、太极拳、八段锦及气功等，但需要根据自身情况，以及年龄特点，注意科学地选择运动项目。一般认为，游泳运动是夏天最合适的一项运动，除患有心脏病、结核病、中耳炎、皮肤病、性病及严重沙眼等不适宜外，可谓男女老少皆宜。它既能锻炼身体，增强体质，又能达到消暑的目的。青壮年正处于身体发育和成型时期，在全面锻炼的基础上，还可从事健美运动。

由于三伏天是一年中最热的时节，其特点是气温高、气压低、湿度大、风速小等，这样的气候条件对人体健康有明显的不利影响，老年人脏器功能减退，其体内的水分水平较年轻人少15%左右，抗热能力远低于年轻人。因此在夏季应该选择轻松的散步、气功和小球类活动，以适应自己的生理特点。中老年人锻炼时还应注意循序渐进，要有一个使自己逐步习惯于酷热的计划，如身体稍有不适，应及时减少运动量或休息。

夏天在室外锻炼时，要选择通风、林荫处。长时间跑步或散步时，最好选择清晨或傍晚，尽可能避开炙热的骄阳。

笑一笑，十年少

“笑一笑，十年少”是民间对笑之益处的高度概括和总结。

笑是内在情志的外在表现，心情舒畅的笑，是以人体健康为前提的。现在很多专家非常重视笑的益处，认为笑是一种有益的人体运动，能使人体内的膈、胸、腹、心、肺、肝等脏器组织，得到短暂的体育锻炼。并能清除呼吸道的异物，加快血液循环和心脏搏动。倘若笑得前仰后合，则使面部、肩臂、双腿的肌肉得到松弛。还有学者认为，生活中倘使没有笑声，人就会发病，并使病情日趋严重。而幽默的话（可令人发笑），则能激起内分泌系统的积极活动，进而有效地解除病患。挪威的医生曾经做过一系列的科学实验表明：三分钟的笑，能代替 15 分钟的体操。由此可见，笑是治疗百病的良方，是保健养生的挚友。

要使生活中充满欢笑，就必须保持乐观开朗，积极向上的心态。胸怀宽广，目光远大，意志坚强。倘若遇到挫折或违意之事，千万不要垂头丧气，愁眉苦脸，萎靡不振。要设法排忧解愁，从周围环境中寻找乐趣，从生活和工作中寻找乐观点。只有这样，才能消除烦恼，才能做到笑容满面，甚至是开怀大笑；才能健康长寿，笑到最后。

形神共养，健康长寿

形神共养，协调发展，这是中老年人保健思想的内容之一。形指形体，神指精神心理。形神共养，协调发展，是人体健康长寿必备的因素之一。

形与神是相互为用的，形与神俱，则“可尽终其天年，度百岁乃去”“形神共养，形存则神存，形谢则神灭”。另外，精神健康与否，直接影响形体的盛衰，即“精神内伤，身必败之”。形与神的关系，是物质与精神的关系。形是基础，神是主导。无神，则形不可活；无形则神无所生。所以中老年人要形神兼顾，既要重视形体的锻炼，又要注意精神、心理的休养，才能促使身体健康。

养形要做到作息有定时，起居有规律，饮食调和，劳逸适度，特别要注重身体锻炼，以此保养形体，促进肌体健康。养神要创造良好的心境，要驾驭自己的情感，保持乐观、安静、心平气和的精神状态，在恬静的基础上，愉快欢乐，才能达到调心养神的最佳境界。

由此可见，养形为要，养神为先，形神兼养，才能延年益寿。

要防老，常动脑

看到那些退下来的人，隔三岔五地“走”了一个，呆了一个，瘸了一个，瘫了一个。有的退休前还精力充沛，神采奕奕，可是退休后没多久，就变得老态龙钟，有的百病缠身，有的猝然逝去。越看越让人心惊，越想越让人后怕。

其实我一直主张退而不休，找点有意义的事去做一做。这倒不是为了能挣多少钱，能干成多大的事，而是为了有一个精神寄托，有一个动脑动手的场所，更是为了在忙忙碌碌中消遣时光。最关键的因素是能够坚持学习和工作，可以积极主动地开展脑力和体力活动，从而防止衰老，尤其是防止老年痴呆症的发生。

现代医学研究表明：40 岁以下的人脑，从青年到成年，脑组织基本上没有变化；40 岁以后，脑组织开始缩小，空洞部分日益增加；70 岁左右的老人，脑中的空洞部分体积比 20 岁左右青年多 2.5 倍。脑萎缩和空洞部分的增多，表明智力日益衰退，严重可达到痴呆状态，这也是形成老年痴呆的重要原因之一。该项研究还发现，经常用脑的人和不用脑的人对比，同样年龄的老人，常用脑者萎缩少，空洞体积小。所以认为，常用脑，可防老，尤其是可以预防老年性痴呆。脑力劳动者，虽然说大脑到了老年也会逐渐萎缩，但经常用脑可使其萎缩进程减缓变慢。大脑是人体活动的高级中枢，大脑不萎缩，人体各器官系统的生理功能就能保持协调，才能正常地进行各种生理活动，从而可以减缓衰老。

现实生活中，由于缺乏脑力和体力活动而加速衰老的例子很多。我曾经治疗过一位吴川籍的老年痴呆患者，患者本来是在家乡做粮油生意，每天搬上搬下，收支记账，亲力亲为，虽然说七十多岁，身体还是非常硬朗。两个儿子都在湛江市做钢材生意，家里比较富裕，不愿意看到年迈的父亲那么辛苦，坚决关掉了父亲的粮油店。于是，父亲天天无所事事，在家里闷闷不乐，每顿借二两小酒打发日子。结果没过多久，父亲中风，随之而来的是并发老年痴呆，谁也不认识了，而且还有精神症状。倘若他还在开着粮油店，还会在奔波劳碌，动脑动手，很可能不会发生中风、痴呆病症。

古今也有不少坚持脑力劳动而获长寿的先例。东汉名医华佗，“年且百岁犹如壮容”；唐代医家孙思邈百岁时还著书立说，成书《千金翼方》；现代诗人郭沫若八十几岁还作诗写字，著书立说；钟南山院士，八十多岁还工作在抗疫一线。这说明，勤用脑不仅不会影响寿命，而且还会促进身心健康。老年人学习不断，积极向上，不仅可以贡献余热，而且还能延年益寿。

饮食适口便是珍

每逢周末，都有朋友来约饮茶、吃饭，无论是大餐，还是小聚，都是中国人情世故的一种习俗。其实我对吃饭从不讲究，也不挑剔，一直遵循“饮食无定味，适口便是珍”的信念。

说起“饮食无定味，适口便是珍”，还有一个寓言故事。相传唐朝吏部尚书刘晏，五更入朝时，半路上买了一个胡饼作为早餐。人们不可思议，当朝大吏，为何还吃民间常食之物，刘晏则认为“饮食没有定味，适口便是珍品”。胡饼虽俗，但味美价廉。

这个故事，道出了一个显而易见的道理，即并不是价格贵的食物就是好东西，它必须适合各人的口味，即所谓“萝卜白菜，各有所爱”。饮食既要讲究营养，又要注意适口，适口的东西就是饮食珍品。当然，适口的东西也不能无节制地食用。恣食无度，非但无益，反而损坏身体。古人早就告诫人们“膏粱厚味，足生大疔”。现在有些人终日美味佳肴，食不厌饱，久而久之，或损伤脾胃，消化不良；或助湿生痰，形成肥胖之躯，变生“三高”；或生疔疮痈肿。在物质生活比较富裕的今天，也不提倡终日素食斋饭，但所食之物，既要适口，又要有度。任何食物，都是“少食多滋味，多食没有味”。

“适口便是珍”是相对而言，也就是说适口的东西，并非对人体绝对有益。例如，虾、蟹味美，但有人食后会出现风疱痒疹，有人会腹痛腹泻；靓汤味美，但有人会诱发痛风发作，关节红肿。因此，还要根据自己的身体素质，以及一些食物的特性，来选择既对身体有益，又适口的食品，而不至于但求“适口”而伤害身体。

饮食与健康

我从事医疗行业40余载，耳闻目睹了各种各样的患者，诊治过千奇百怪的病例。当看到那些个二三十岁的青年人，不是精力充沛，而是萎靡不振，疲倦不堪，处于亚健康状态时；当看到那些中年人大腹便便，身患代谢综合征时；当看到六七十岁的人唉声叹气，病痛缠身，丧失生活能力时；当看到那些被疾病夺去年轻的性命，而非年老而终的情景时，十分吃惊，十分可惜，但也万般无奈。

老祖宗早就说了“若病已成而后药之，若乱已成而后治之，犹如渴而穿井，斗而铸兵，岂不晚乎”。本来是花10元钱能避免的疾病，结果花去了成千上万元，还没有治好；本来可以健康长寿，结果因为无知，而致英年早逝。此时后悔已经晚矣，因为生命对于每个人都只有一次，逝者即逝，不能死而复生。

当然，长生不老不符合自然界的规律，但“尽终其天年，度百岁乃去”还是有望争取的。天年是人的自然寿命，按照国际上的标准，寿命等于成熟期的5～7倍。是100～175岁。那么为什么大都没有活到这个时限呢？最主要的因素是不重视养生保健。我们看看这组资料，有人对北京、上海、广州、重庆、武汉等地居民的调查结果显示：经常熬夜（63.97）；抽烟（77.44）；不吃早餐（45.19）；喜欢吃油炸、西式快餐（44.13）；每天饮3杯以上白酒（39.89）；经常坐着不动（34.22）；经常在外就餐（33.01）；经常饥一顿饱一顿（33.01）；经常不体检（32.7）；盲目地减肥（28.99）。这十大健康隐患，在城市居民，尤其是在中老年人当中占的比例最多。这些健康隐患，会直接和间接地导致疾病的发生发展，进而缩短性命。在这十个健康隐患中，直接因饮食不规律不节制者就占了六个，可见饮食因素对健康的影响有多大。

国际上对于养生保健有个宣言，这个宣言有三个里程碑：1. 平衡膳食；2. 有氧运动；3. 心理状态。饮食摆在了第一位，足见其重要性。饮食可以致病，也可以祛病；饮食可以保健，也可以折寿。因此，戒除不良饮食习惯，合理膳食，对于养生保健意义深远。

用药勿贪近功

俗话说“病来如山倒，病去如抽丝”。只要是辨证正确，医生务必坚证守方，“用药勿责近功”，励精图治，静守其功。

在临床上造成医生追求速效的原因是多方面的，一是医生不够自信，经验不足，对疾病的治疗没有把握。殊不知饭要一口一口地吃，本来4碗饭能吃饱，吃1～2碗饭时还没什么感觉，你就认为饭有问题，于是不吃饭了，改为喝果汁。这样就会造成前功尽弃，再接着吃2～3碗就吃饱了，喝果汁有什么用呢，拉一泡尿又会出现饥肠辘辘。治病也是一样，本来是用药3天可以见效，结果用药1～2天看不到效果就急了，改为另一套治疗方案，药物换来换去，病也没治好，还产生了耐药性，给患者增加了痛苦。二是患者及其家人求效心切，性情浮躁，不断地给经治医生施加压力。我经常看到一些感冒发烧的患儿，刚用上药物没半小时，家属就去质问医生，怎么还不退烧？怎么咳嗽还这么厉害？要求医生加药或改药，搞得现在的诊所见患者就输液，输液就加激素。发烧、止咳、止痛等症状见效很快，但不良反应、危害性也很多，真是得不偿失。

还有一些慢性病、疑难杂症的患者，本来患的就不是一朝一夕能解决问题的疾病，却想一下子治愈。三天两头换医生，今天找这个医生，明天找另一个医生，只要听说哪里有个好医生就急忙去就诊，如果吃两天药不见效，又换一个地方求医。周围地方看完了，就到大城市大医院去看，到头来病没治好，甚至变得更重，钱也快花光了，真可谓劳民伤财，多不划算。

还有些患者，这山望着那山高，本来在这里看病初见成效，听说哪里有名医、大师，就又改到别处就诊，结果前功尽弃，耽搁了自己的治疗。殊不知每个医生有每个医生的治疗思路和经验，每个医生有每个医生的独到之处，并非万能的。你在治疗有效的情况下，改换门庭，就是再给自己找麻烦、找罪受。我以前就遇到过这样的一位患者，患“慢性萎缩性胃炎伴肠上皮化生”，他不仅知道有几个类似患者都让我治愈了，而且在我这里治疗也取得了很好的效果，症状基本消失，再坚持治疗一段时间，就可以做胃镜复查了。结果他看到我所在的门诊部里，有位头衔比我多的名老中医，就改在他那里治疗，吃了两周药物，症状越来越重，又回过头来找我治疗。既浪费了时间和金钱，又受苦受罪，何必呢？像这样的患者，临床上数不胜数，见怪不怪，我早已习以为常了。

作为医生一定要保持清醒的头脑，时刻注意疾病的发生发展过程，了解治疗中有可能出现的问题，既要坚守治法，又要灵活应变，更要把握效不更方的准则。对于慢性病、老年病，用药宜缓图其功，疾病有一个渐变过程，切不可急于求成，心态浮躁，有时候治病要循序渐进，有量才有质变。若不明此理，就会欲速则不达，非但无益，抑且有害。“用药勿贪近功”，不仅是为了告诫医务人员，也是告诫患者及其家属的警世名言。

忧患为养生之本

有句古话说得好“安乐有致死之道，忧患为养生之本”，意思是说身处安逸享乐中容易放纵，从而有损害健康的危险；身处艰苦患难中容易保持警惕，这也是保养身体的根本。宋朝李邦献《省心杂言》中的一段警世名言说“行坦途者肆而忽，故疾走则蹶；行险途者畏而谨，故徐步则不跌。然后知安乐有致死之道，忧患为养生之本”。

我有一个患者，从20世纪90年代初就小毛病不断，经常找我咨询保健，或开药调理，或住院治疗。如今已是九十多岁，身体依旧如前，说不上太好，但也没有什么大病，体检项目大致正常。因体质虚一些，看着弱不禁风的样子，时不时地还会找我开点中药，调理一下身体。

然而另一个朋友恰恰相反，他是我的一个酒友，平时很少生病，也不与医院打交道，用他的话说，我是他唯一打交道的医生，但也没有给他看过病。有一年春节前，他约我参加一个酒会，我看他咳嗽气紧，问他怎么回事，他说近2个月咳嗽气喘，闻到怪味就更加明显，没去检查也没有服药。因为他是个老烟民，我劝他去拍个胸部X线片看看。结果3个月后接到他的电话，说他已住在肿瘤医院，肺癌晚期，已经全身转移。我去医院看了他，身形已经大变样，瘦得皮包骨。他问我有什么好办法。我安慰他放下包袱，积极配合治疗。其实他自己也清楚，自己的时日已经不多了。

我相信很多人的身边，都曾发生过类似的例子。有些人看起来身强体壮，过些日子便听说这个人已经不在了。但有些人常年看病，大家都觉得他是一个病秧子，结果几十年过去了依然如故，甚至身体会越来越好。

上述的案例说明，无论是对待工作、生活，或是对待身体，都应该有居安思危的态度，始终保持忧患意识。没病早防，有病早治，小病大养。只有这样，才能真正把“忧患为养生之本”的内涵落到实处。

寓医于食

记得小时候，家长总会做一些汤饮，说吃了就不容易生病。过去总以为这是一种土法，从事医疗工作后，才知道这是现在医学界极力推崇的药膳疗法，更是以寓医于食为理论基础的具体体现。

采用寓医于食的方法治疗疾病由来已久，源远流长，早在远古时期，先贤们就已经提出了“天食人以五气，地食人以五味”，并认为“安身之本，必资于食”的精辟论述。因此，历代医家及芸芸众生，都十分注重饮食疗法在治病中的作用，对传统有效的饮食疗法极其关注。历代医家研究者众多，有人阐求食物药理，有人探明食物属性，有人探究药膳配方、制作方法，有人讲述粥羹的功能作用。各种各样的文献典籍，犹如珠宝纷呈，琳琅满目。

寓医于食是将食物赋以药用，又将药物作为食物，药借食力，食助药威。既具有营养价值，又具有防病治病、保健强身的功效。因此，饮食疗法既不同于普通的饮食，又有别于一般的中药方剂，是一种兼有药物功效和食品美味的特殊膳食。它能够让人们感受到一种美食的享受，又可以在享用中得到滋补。

寓医于食的疗法从古到今，从宫廷到民间，深受人们的欢迎。具有深厚的群众基础。根据中国传统的烹调方法，按照中医理论和患者需要调配好药膳主料和辅料，制成具有一般美食的色、香、味、形的美味食品。其主要目的是通过食疗，使体弱者得以增进健康，健康者得以更加强壮。

爽口物多终作病

《水浒全传》里有“爽口物多终作病，快心事过必为殃。金风未动蝉先觉，无常暗送怎提防”！这里所讲的爽口，是可口的意思，意思是说可口的东西吃太多了会生病，痛快的事情过分了会成为祸害，提醒人们警惕为了一时爽口痛快带来疾病和祸害。

爽口物多终作病，是古人的一种养生智慧，它告诉我们，即使是再美味可口的食物，如果吃得过多，也会给身体带来负担，甚至导致疾病的发生。我们可以看看周围的人，因为不忌口，吃喝无度导致罹患疾病的人不断增多。年纪轻轻发生痛风、糖尿病、高血压、高脂血症、脂肪肝、冠心病、脑血管病的有多少，不看不知道，一看吓一跳，真是触目惊心。一天到晚吃垃圾食品、外卖、重口味的食物，引起各种消化问题的比比皆是；摄入过多的脂肪和糖，引起体重增加，血脂异常，肥胖的人不胜枚举。

因此，爽口之物虽能满足一时之快，见到诱人美食虽然垂涎三尺，但我们还是要适度享用，保持饮食的均衡和健康。生活要学会细水长流，每次少吃点，吃得更久点，到老都没有忌口的食物。如此这样，我们才能在享受美食的同时，也拥有一个健康的身体。

粥行天下

我的家乡早上普遍有吃粥的习惯，所以，大家早上见面的问候，并不是说一声“早上好！”而是说“喝了吗？”这句打招呼的话，过去觉得有点习俗，后来仔细想想很有深意。它既表达了问候之意，还应该是一句健康祝福语。只是河南人说话简而短，明眼看不透而已。

在河南老家时，天天早晨喝粥，只把它当作是一种生活习惯，并没有认识到它的好处。自从读了宋代陆游的《食粥》后，我就开始对吃粥这件事进行了认真地学习和深入地探讨，没想到食粥的好处如此多，真有点庆幸家乡的这种习俗了。也难怪诗人用明白如话的语言去赞美食粥的妙处，并视之为长寿之道。“世人个个学长年，不悟长年在目前。我得宛丘平易法，只将食粥致神仙。”全诗不仅见地独到，而且通俗易懂，其经验之谈与现代营养科学十分契合，令后人称奇称道。

无论是什么样的粥品，都具有养胃益胃的作用，而且也容易吸收和消化。粥的好处有很多，不仅能够保护胃，而且也能够起到增添津液的作用，尤其是粥熬好之后上面的一层米油，有很强的滋补作用。在临床上食粥也大有裨益，它具有调理慢性病的作用，预防疾病的作用；有强身延年的作用；有美容养颜的作用。对于身体虚弱或者是老年人来说，常喝粥能够起到延年益寿的作用，而且有胃病的患者适当地食用也能够促进疾病的恢复。

如果将中药融入粥中，将粥附于药性，药食结合制作成药粥，不仅有助于药物的功效，还可以减少药物的不良反应，达到扶正而不碍邪，祛邪而不伤身之目的。无论是急性病、慢性病、病后调养都具有一定的治疗和辅助作用，而且对于增强免疫力、延缓衰老也是一个很好的方法。

我到广东之后，见到了各种各样的粥品，形形色色的粥铺，让我切实享受了粥的美味，吃粥的乐趣和妙处。为此，我在 1994 年写了一本《家庭药粥》，该书经金盾出版社出版发行后，数次印刷，为推广和普及粥品，发挥药寓于粥的作用和方法，奠定了一定的基础。现在不仅是国内的餐馆里，还是世界各地的中餐馆里，大都有粥出售，粥的品种和用料也是多种多样，真让人看了想喝，喝了美不胜收，有种回味无穷的感觉。还有一些传统的粥已制成罐头走向市场，国内外均有售，居家旅游都方便食用，真正成为食粥盛行天下。

纵欲戕生

纵欲戕生大抵是指放纵欲望就会伤害自己的身体，甚至是生命。我认为此句有广、狭义之分，广义的纵欲包括放纵各种各样欲望而对身体产生的危害；狭义的纵欲仅指性欲过度而伤害身体。在这里主要是从狭义去理解，从医学角度出发，纵欲过度，太过贪欢，就会透支体力，伤害肾脏，导致身体机能严重损害的问题。

正常情况下，性爱是男女之间表达爱意最直接最浓烈的方式，正常的性生活对身心健康应该是有益无害的。但做任何事情，都要有一个度，超越了正常的限度，好事就变成了坏事，有益的事就变成了有害的事，纵欲过度就会对人的身体产生不同程度的伤害。因此，如果控制不住自己的欲望，纵欲无度，房事频繁，无论对男女都会造成一定的伤害。

一、纵欲过度的危害

1. 纵欲过度会伤及肾脏

由于男女欢爱之时会处于极度兴奋的状态，在兴奋状态时，肾脏会持续分泌维持人体活力与兴奋的激素 - 肾上腺素。纵欲过度使肾脏一直处于分泌肾上腺素的状态，这样会给肾脏造成极大的负担。久而久之就会导致肾亏肾虚的现象。

2. 纵欲会使精子数量降低

一个男人每次射精量只有 2 ~ 6 毫升，精液中有九成是精浆。精浆可以通过喝水等方式迅速补充，但精子却需要 3 个月的生产周期。另外，临床发现，男子在连续射精 2 ~ 3 次以后，再次射精就不含精子了，只是含有前列腺液等体液。这也从一个角度反映了纵欲过度会使精子数量降低。对于有生育需求的男人来说，这就会产生很大的影响。

3. 纵欲会引起性功能障碍

男性性生活过于频繁，或者在性生活中延长射精的时间，甚至为了延长射精时间服用壮阳药物，都会对性功能有所损害。

二、纵欲过度的临床表现

1. 男女纵欲过度的共同表现

无论男女纵欲过度都不是好事，都会对人体产生伤害。常见的表现就是疲倦不堪、腰酸背痛、脸色憔悴、眼睛无神等。

2. 女性纵欲过度的表现

纵欲过度会使女性白带增多，有时还会出现腿发软、眼前模糊的症状。甚至会造成泌尿生殖系统感染、盆腔充血、性生活兴趣下降等。

3. 男性纵欲过度的表现

纵欲过度会导致男性勃起功能障碍、早泄、射精困难、性欲减退，以及中医方面的肾虚症状，如腰膝酸软、多梦、盗汗、乏力、睡眠障碍等。

由此可见，纵欲戕生并非虚谈，而是有一定的理论基础和临床依据。如果已经出现了程度不同的症状，就必须清心寡欲，将性生活的频率立即减少下来。并注意休息、营养、锻炼，以及清淡饮食，作息时间要有规律，也可以配合中医食疗进行养生调理。如果出现阳痿、早泄、性冷淡等性功能障碍，不要羞于启齿，更不要有病乱投医，乱买壮阳药。要找专科医生进行治疗，要中医根据患者具体情况进行辨证施治。

左撇子

昨天参加朋友聚餐，又碰到别人夹菜的手臂，把菜掉在了桌子上，很不好意思。因为我是个左撇子，与一般右撇子的人格格不入，实在是一件很尴尬的事。

我曾经认为左撇子是不良习惯，是小时候父母亲没有很好地教育和纠正造成的。所以每次坐在餐桌上，不敢靠近别人，唯恐与左邻发生碰撞，影响双方夹菜吃饭，产生误会。待我学医之后，才对左撇子有了新的认识，左撇子的产生不仅与遗传因素有关，而且还有很多优点。

有学者认为，26% 的左撇子表现出明显的遗传学特征。据统计说，父母双方都是左撇子的，其子女肯定有半数也是左撇子；12% 的孪生子女中，有一半是左撇子。我国的左撇子数目有 1 亿人以上，占人口的 10% 左右。不少科学家认为，人一生中偏重使用哪一只手，从一出生就决定了，强迫他改变习惯会招致其性格的变化和带来一些疾病的发生。

人的大脑分左右两个半球，左半球控制右半身，右半球控制左半身。左半球是重要的语言、抽象思维、逻辑推理中枢所在地，被视为“优势地区”；右半球负责总体形象、空间概念、记忆识别的处理。如果把连接两侧大脑半球的胼胝体切断，每一侧大脑半球都能独立发挥作用，这说明大脑的两个半球，特别是右脑存在着相当大的潜力等待开发。大多数侧重使用右手的人（又称右利手），反映出的主要是大脑左半球的优势，体现了常规的聪明和智慧；少数着重于使用左手的人（又称左利手），比较充分地反映出大脑右半球的功能。

由此可见，左撇子并不是疾病，有的家长为孩子左撇子写字与众不同，拿筷子夹菜时容易与人相碰等现象而感到难堪，因而强迫孩子改变用手习惯，这既是不必要，也是违反生理科学的。在社会上，对左撇子有歧视者更是错误的，因为左撇子不仅能适应正常工作，而且有些工作左撇子会干得更出色。

西医治病，中医治人

前几天有位朋友问我“西医治病，中医治人”是什么意思？我说这是对中医、西医两个不同理论体系、不同治病理念的一个认识，一种观点。这种说法虽然并不太全面，但也有些道理。所以，我这里就客观公正地谈谈看法。

西医治病和中医治人，是两门学科对待疾病认识上的差异，也是在治疗疾病时立足点和着眼点上的不同理念和方法。我虽为中医，但从不厚此薄彼。客观地讲，这两种学科各有优势，各有独到之处，二者结合还可以优势互补，相得益彰，在临床上能够取得更好更快的效果，降低一些不良反应。

“西医治病”主要指西医是从微观上认识和治疗疾病。由于西医具有先进的检查技术和方法，定位精准，不仅定位到某个脏腑组织器官、某种致病菌，精确到某些细胞、某种激素，甚至是某种基因。在治疗上极具针对性，哪里发现病变就治疗哪里，哪里发现肿块就切除哪里。如果经过各项检查没有发现什么问题，比如说亚健康状态，西医就不好用药治疗，因为必须等到发展成疾病才有药治，必须具备了手术指征才可以开刀。还有人认为西医是“头疼医头，脚疼医脚”，这种观点似乎被很多人认同，其实这只能是平常人的认知，并不代表西医治病的全部内容。正是因为西医具备了先进的诊断技术和针对性很强的治病方法，治病效果十分显著。因此，我国卫生系统才将中医、西医、中西医结合视之为“三驾马车”，这是我国独具特色的医疗保障体系，也是治病保健的一大优势。

中医在我国具有悠久的历史，具有广泛的群众基础，由于它是自然疗法，少有毒性反应，深受广大人民群众的拥护和爱戴。“中医治人”是从宏观的视野出发，来说明中医通过治人来达到治疗疾病的效果。这里所讲的“人”，是一个有机的整体，既包括了人与自然的关系，又包括了脏腑器官经络组织的相互联系、相生相克的关系，以及人体气机在生命活动中的重要作用。人作为一个活的生命，与所有生命一样处于大自然的气候运动中，在天地人整体的互动关系中，人与自然、人与社会是一个相互联系、不可分割的统一体。如果这种动态平衡关系被打破，正邪交争此起彼伏，人体就会产生疾病。所以说中医维护人的健康就是维护人的整体功能动态平衡，治疗疾病就是使失去动态平衡的整体功能恢复到协调与和谐状态。因此，中医治病重在协调各方，补偏救弊，调节人体气机，恢复人与自然、形体内阴阳气血的动态平衡状态，达到扶正祛邪的治病效果。这就是中医治人的整体观念，它既不是局限于导致疾病的具体因素的消除，又不是针对疾病所在的部位。因为这些因素即便是消除，又会有新的问题生成，或者会出现旧病复发，或者会产生新的病灶。中医治人就是在治病求本的法则指引下，达到“正气存内，邪不可干”的效果。只有这样才能增强人体的抗病能力，从根本上改变疾病形成的局部条件及整体环境，使病邪无可乘之机，令疾病不治而愈。

“西医治病，中医治人”，不管是直达病所，还是通过治人来达到祛病，都是为了除病消疾，使人体的身体健康，两门科学对中国的健康事业都做出了不可磨灭的贡献。

病家切忌自以为是

每个医生都会有这样的遭遇，也曾经遇到过这样的患者，医生还没有看完病，患者就会告诉你，自己是这个虚那个虚，这个脏腑病了那个脏腑病了；医生开了处方后，又指出自己不适合吃这味药那味药，这个药太凉那个药太热。好像自己什么都懂，什么都知道，让人十分无语。遇到这些自以为是的患者，不由得让人想问“既然你什么都懂，何必来看医生？”

这种自以为是的患者，也许是在网上了解一点卫生保健常识，也许是道听途说，也许是经常寻医问诊，获得一些医药知识的皮毛，就认为自己不是外行了，于是在医生面前炫耀自己“丰富”的知识，其实这种行为对治疗疾病不仅没有帮助，反而有害。他严重干扰了医生的诊断和治疗，每个医生有自己的思路，有自己的用药经验。更何况中医方剂配伍是按君臣佐使的规律进行组方的，每一味药在处方中都有自己的价值，会发挥它应有的作用，而不是单味寒热温凉的功效。更何况中医有寒热并用、攻补兼施、表里同治等治法，说明了复合治法在临床应用中具有一定的普遍性。此外，同样的药物用不同样的剂量，治疗作用也是不一样的，如柴胡这味药，少量用时有提升中气的作用，中等量用时有疏肝解郁的作用，大量用时有和解少阳、解热的作用。为什么有些人用同样的处方，不同的医生开出来的效果是不一样的，原因就是处方中药物剂量的不同、药物搭配上的区别。同样的药物，配伍及剂量的差别，就会产生不同的治病效果。因此，只知其一未知其二，知其然未知其所以然，就不要自作聪明，挑剔医者，如此只会贻误治疗。

这种自以为是的患者，还会给和谐的医患关系制造麻烦。每个医生都有尊严和主见，也需要得到尊重和理解。既然找到这个医生看病，就不要疑神疑鬼，更不能挑三拣四，这样会给自己心理上打下不信任的印记，服药也不会见效。虽然说救死扶伤是医生的职责，但医生也有人格和尊严，医生的劳动也需要得到尊重。古代医家早就告诫后人，不信医者不医，自以为是就是不信医者的一种表现。后世医家拒绝医治的人，可以归纳为如下几种。

1. 不信任医生者不医。就是不相信你的患者不治，因为人家根本就不相信你，即使开了药也不一定吃，更不会有效，还有可能会找你的麻烦。

2. 不遵医嘱者不医。患者自作主张，不按你的医嘱服用药物，随意增加或减少药物的剂量，这样不仅会影响药物的疗效，还会出现不良反应，让医生无法掌控疗程和预后，这样的患者不可医。

3. 讳疾忌医者不医。不愿看病，不愿告诉医生详情，甚至不愿接受医生的治疗，这样的患者不治。

4. 口是心非者不医。不说真话，不配合医生诊断，或者当面一套背后一套，故意隐瞒病情的患者不治。

5. 朝三暮四者不医。这样的患者，今天找你看，明天找他看，治病缺乏耐心，三天两头换医生，到处投医，收效甚微，这样的患者不治。

上述的几种情况，大都存在自以为是的表现，是古往今来医生拒治的对象。虽然说医生出于职责，也许会处方下药，但都不会取得什么疗效。因此，病家切忌自以为是，要小聪明，这样受到伤害的只能是自己。因为你的心理因素作怪，就是走遍天下也不会找到适合自己的医生，更不会得到好的治疗。

朋克养生

昨天有位朋友问我，你是中医，请教你一个问题，“朋克养生”是什么？如何评价它？这下可把我问懵了，因为我是第一次听说这个名称。经过多方了解，虚心学习，才知道“朋克养生”原来是一个网络流行词。它是指有些人一边自残一边自救的养生方式，这种人既不想放弃自残的生活方式，又不想太过伤害身体，于是就有了这种作死而不忘养生止损，采用自欺欺人的一种行为方式。

其实这种边损边补的养生方法，并不是什么新鲜事，古往今来都有存在。只是随着社会的发展，物质文化生活的丰富和提高，越来越多的人，在生活中寻找刺激，在玩耍时得意忘形；有些年轻人从内心深处就欣赏这种方式；也有些人是由于工作性质，迫于无奈而为之。久而久之，身体健康就会受到影响，又千方百计地去补救，吃保健品，甚至采取不恰当的养生保健方法，形成伤了再益，亏了再补的朋克养生模式。过去这样的做法没有引起人们重视，现在发生得越来越多，加上网络传播的效应，“朋克养生”这一名称也就流传起来，朋克养生的方法也悄然地盛行起来。

朋克养生的表现形式是多种多样的，我把它归纳为以下几种：①一边大吃大喝，一边服减肥、祛脂等保健品；②一边熬夜，一边做美容养颜保健，服健脑益智保健品；③一边酗酒，一边服护胃、护肝保健品；④一边吃垃圾食品，一边做运动健身；⑤一边纵欲无度，一边吃补肾壮阳保健品；⑥一面长期刷手机玩电脑，一面贴眼贴做保健。现实生活中还有不少“朋克养生”的表现，这里一时没有想起来，有可能出现遗漏现象。

有人说：“健康不是数学题，一正一负可以相互抵消。”我非常赞成这句话，人体一旦受到伤害，再进行补救，就没有那么容易。有年八一节，我的一个退役战友告诉我，他说不要戒酒，只要服“肝太乐”“益善复”，就没有什么事了。结果他节前节后连续参加各种活动，饮了大量的酒，尽管每天都服“益善复”，还是患了酒精性肝炎，住院将近1个月，巩固治疗也有半年，肝功能才逐渐恢复正常。这就是“朋克养生”进一步发展成疾病的典型案例。

俗话说“得病容易，祛病难”。人的脏腑一旦受伤患病，再去治病保健，且不说得不偿失，更何况有些伤害终生会留下隐患，无法治愈。就拿经常熬夜来说，科学家研究表明，熬夜不仅会让记忆力下降、注意力难以集中，还会造成免疫功能下降、引发肥胖、诱发心脑血管疾病，这岂是靠吃保健品、敷几片面膜、跑几次步就能弥补的？从这个角度看，熬夜敷面模式的“朋克养生”并非健康之道，只是寻求自我心理安慰罢了。

有人认为做比不做好，边耗边补的“朋克养生”聊胜于无，至少比什么都不做，放任自流的好。但话又说回来，如果不去消耗，不去透支身体，还用盲目地去补吗？更何况你一边朋克一边养生，等于反复折腾自己的身体，短期内也许还能承受，久而久之、日积月累就会落下隐患，酿成重疾。除此之外，朋克养生的方式，还会令人产生错觉，认为自己伤耗过后已经服保健品调整回来，就会万事大吉，可以心安理得地继续去折腾身体了。

当然，“朋克养生”也并非一无是处，说明人们对自身健康状况的重视和担忧，开始对养生保健的重视和实施。每个人都是自身健康的第一责任人，如何进行有效的健康管理，是一门必须认真对待和学习的必修课。最简单最有效的方式就是培养健康的生活方式，保持良好的生活习惯，如早睡早起、规律作息，不熬夜刷手机；不暴饮暴食，不吃垃圾食品，少吃外卖，少喝碳酸饮料，戒烟限酒；坚持锻炼身体，劳逸结合，动静有度。不要过分依赖保健品，如果需要调理身体，要从正确的渠道获取相对权威的保健知识，从专业人士（医生或药师）那里了解和选择适合自己的保健品和药物。切不可听信传言，道听途说，更不要相信网络专家，他们有可能是厂家聘请的托，并没有真才实学，更缺乏职业道德，到头来服了这样的保健品，既伤身体，又损钱财。如何做好养生保健，是朋克养生家族最需要解决的一个大问题，不仅需要自己引起重视，更需要全社会帮助他们走出养生保健的误区。

荔枝虽好莫贪吃

高州是荔枝之乡，我们一大早来到了高州市根子镇柏桥村荔枝园内，尝试了亲摘荔枝的乐趣，品尝了不同品种荔枝的美味，真可谓收获颇丰。

高州的气候特别宜人，处处薄云缭绕，把火热的阳光遮挡了起来，为我们这次活动增添了很多趣味。当看到那一串串壳如红缯的荔枝，娇艳欲滴时，令人看着想摸，摸着想吃，吃了还想摘，摘了还想吃。真是看在眼里，甜在嘴里，美在心里。总之，该想到的词汇都想到了，还是觉得没有把此情此景表达清楚，深感才疏学浅，万分遗憾。

这里的荔枝品种很多，如妃子笑、一品红、红绣鞋、满林香、绿衣郎、玉荷包、糯米糍、十八娘等，都是荔枝中的珍品。真是“朵如葡萄，核如枇杷，壳如红缯，膜如紫绡，瓤肉莹白如冰雪，浆液甘酸如醴酪”。这是白居易对荔枝的赞美之词，我认为一点也不为过，如果你不信，可以来亲身体验一下，是不是有种“嚼疑天上味，嗅异世间香”的感觉。

由于职业的缘故，我特别关注荔枝的药用价值。荔枝真可谓是全身是宝，其根用于治疗胃寒胀痛、疝气、遗精、喉痹；其叶治脚气溃烂、耳后溃疡；其壳治痢疾、血崩、湿疹；其核温中、理气、止痛，为治疗胃脘痛、疝气痛、妇女痛经的常用药物。

荔枝肉的功效更加多，具有补脑、改善失眠、健忘、消肿、促进血液循环、美颜的作用。荔枝肉首先有补脑的作用，因为荔枝含有丰富的糖分，这些糖分具有补充能量，增加营养作用，研究表明，荔枝对大脑组织有补养作用，能明显地改善失眠、健忘和疲劳等这些症状；荔枝肉还有消肿作用，荔枝有消肿解毒、止血止痛作用；另外荔枝肉含有丰富的维生素，可以促进微细血管的血液循环，所以有美容作用，可以防止雀斑的产生，令皮肤更加光滑。

但是，荔枝味甘性温，含热量高，多食容易上火，出现鼻出血、牙龈肿痛等症状。此外，还会有荔枝病的发生，出现头晕、口渴、出汗等症。

因此，在此告诫各位吃货，荔枝虽好，切不可贪吃呀！

适宜为悦

我喜欢“适意为悦”的人生态度，因为它是健康长寿的一个法宝。天下开心的事和不开心的事很多，选择自己喜闻乐见的事情，选择自己最愿意做的事情，要把它作为人生的一种态度，把它视为最快乐的一件事情去对待、去完成。

要想具备“适意为悦”的人生态度，只有置个人得失于度外，乐观豁达，回归自然，才能充分领略山水之秀、林泉之美，并从中获得审美的愉悦和快乐；才能充分发挥出自己的智慧和才能，展现自己的人生价值，达到自己人生的最高境界。

适意的事情太多了，不一定是面面俱到，要有所选择，要因时因地因人施为。当然注意还要以不伤害别人、损公肥私、违法乱纪为前提。适意最好是积极向上，利国利民，有所追求，有所价值，有利于身心健康。

譬如说我喜欢一个人独游，在那人烟稀少的乡间小径悠闲自在地漫步，欣赏小花野草，摘取田间果蔬，从涓流不息的乡村小溪中寻找生物，从田园地头中去体现收获，置身于大自然中去保健养生，偶尔再吟唱几句得意诗句，这是我感觉十分舒适惬意的事情。

我还喜欢独处一室，静静思考一个课题，一篇文章，一部著作。一字一句地斟酌，一篇一篇地去思考，两耳不闻窗外事，一心只为咬文嚼字、著书立说。每当我完成了一篇论文，一部著作，那种愉悦心情总是难以言喻，那种幸福感会油然而生。

我喜欢与信任我的患者交往与交流，尽心尽力地为他们解决问题。当治愈一位患者，解决一个疑难杂症，给患者减轻了病痛，也是极其愉悦的。可见适意之事无穷无尽，只要选择了，就去接受它、完成它、做好它，只有这样才能得到快乐和满足。事实证明，能令其心情畅快的事最耐人寻味，最让人感动，最让人快乐！

天下让人快乐的事，并不一定适合每一个人。选择适意的事，要着眼于现状，立足于本职。良辰美景在眼前，欣赏它的人必须有欣赏的心情，不欣赏它的人依然心生厌恶；又如满桌山珍海味，喜欢美食的人早已垂涎欲滴，吃斋念佛的人依然会不感兴趣。你喜欢做的事别人不一定会喜欢，别人乐意做的事也不一定是你所好。

因此，人必须学会自我调节，既要快乐接受适合自己意愿的事情，还要不断改变自己，逐渐接受或乐意接受自己尚未适意的人和事。否则江上清风，山间明月也不会给你带来快感。

早　茶

早茶是广东人的生活习俗，也是一种社交饮食文化。它不仅是为了吃顿早饭，而且也是约见老友，谈天论地；寻找商机，协调生意；问亲交友，酬劳答谢的一个好场所。

我喜欢广东早茶，每到周末，就有三五个朋友一起约茶。早上八九点钟，散步到海滨宾馆，饮上朋友泡的一壶好茶，香气四溢，沁人心脾，十分惬意。再点上几个地方小吃，诸如特色糕点、养生粥、上汤青菜、罗汉斋粉、蒜泥蒸排骨、美味凤爪等。一边品茶，吃着称心的各式美食；一边聊天，谈论着各自的养生方法和经验。再说一说身边发生的逸闻趣事，生活过得轻松快活，逍遥自在。至于天下大事，偶尔谈及，但不会深究，因为国家有精英考虑得十分周详，不需要我们劳心费神。个别茶客为了某些大事争论得面红耳赤，既伤感情又伤身体。

早茶不仅给人们带来无穷的生活乐趣，也为我们的幸福指数增添了浓重的一笔。早茶还是国泰民安的一个重要标志，人们之所以能轻松地品茶乐道，那是由强大的国家机器在做后盾。因此，吃水不忘挖井人，我们应该感恩那些为我们今天的幸福日子流血与汗及辛勤劳动的人们。

试论“假大空”

真假、大小、虚实，从字义上一目了然，但在现实生活中，极其难辨。因为假大空具有较强的伪装性、诱惑性、欺骗性，听起来高大上，看起来很美好，其实质假大空。这样的企业现在还真不在少数。假大空做人是虚伪的；假大空做事是骗人的；假大空的文章是对学术的亵渎，更是对做人基本道德的背叛。

假大空的特点在于其华在表，华而不实，往往以宏大的标题和框架吸引眼球，内容却空洞无物，缺乏实质性的研究和分析。这种观点和论述往往只是为了满足某种目的，而忽略了求真务实的本质。这种行为不仅损害了做人的公信力，更对社会的健康发展带来了极大的负面影响。

为何“假大空”现象屡禁不止？其中有多方面的原因。首先，假大空具有极大的欺骗性，他往往以“高大上”面世，而社会又没有一个完善的评价体系，只能靠受众自己去鉴别，倘若没有一定的分辨能力，往往就成了受骗对象。当前，社会上很多人注重外表，很少去研究人或事物的本质。这就导致了许多人为了追求短期利益，而放弃对求真务实之心的坚守。其次，社会浮躁之风盛行，也是导致“假大空”现象，在各行各业依然存在的原因之一。在市场经济的大背景下，假大空就是功利主义的具体表现，是一些人为了追求名利而放弃了真善美初心的欺诈行为。

假大空对整个社会带来了极大的危害。首先，它损害了社会的公信力。当人们发现很多人和事华而不实时，就会对社会上任何问题产生怀疑和不信任感，这无疑是对人类社会道德情操的极大损害。其次，假大空其华在表，欺骗性巨大，骗取了社会上大量的资源和时间，耗费了大量的人力、物力和财力，最终造成众人白忙活一场，当你感到上当受骗时，但为时已晚，后悔莫及。

遏制“假大空”现象的发生和蔓延，首先要从自身做起，提高警惕，提高分辨是非的能力，树立求真务实的良好风气。立足现实，踏实做人做事，不要贪大求洋，不要贪小便宜，不要贪财好色，不要追求虚无高大上的东西。要练就一副火眼金睛，培养认识问题和识别问题的能力，自觉抵制假大空等社会不良现象。只有坚守求真务实的初心，坚持实事求是的作风，发扬工匠精神，我们才能真正推动社会正气的健康发展，为社会进步和人类文明做出应有的贡献。

在寒风中读书

有几天寒流来袭，北风凛冽，身上有一种寒风刺骨的感觉，但头脑却显得无比清醒。这使我想起当年上学读书时的情景，漫步在冰天雪地的操场，在寒风中捧着厚厚的中医书本，一字一句地研读，一段一段地背诵。从中药到方剂，从中医基础理论到临床各科，认真阅读，反复背诵，深刻记忆，很多经典语句至今还能朗朗上口，书中主要内容至今仍然铭刻在心。

也许很多人不知道，在寒风中读书，是增强记忆的独特体验，具有提神醒脑，增强记忆，铭记不忘的好处。当你冒着呼啸的寒风，沉浸在书本的海洋里，与文字为伴，忘我地咀嚼着每字每句，熟记深背，能够在大脑里打下深深的烙印。这种感觉无比独特，仿佛与世隔绝，又仿佛与世界相连。书中的内容，仿佛让你掌握了得心应手的方法，看到妙手回春的效果。又或许给你带来了无限的温暖和慰藉，看到了未来远大光明的前景。在寒冬中阅读，只要你专心致志，就会精神抖擞，就会让你忘记无情的寒风和刺骨的冰冷。

中医学十分枯燥乏味、深奥难记，必须认真阅读思考和经久沉淀，才能学精学透。我深深地体会到，在寒风中读书学习，可以使我更加专注于书中的内容，思考其中的意义和价值。这种体验不仅能更加深刻地理解和记忆，也可以更加清晰地认识自己和面对未来。

总之，在寒风中读书学习是一种独特而美妙的体验。它不仅能让你感受到阅读带来的愉悦和收获，也能让你更加深入地思考和理解学科的精髓和前景。今天我们又迎来了寒潮南下的机会，何不尝试一下在寒风中读书的滋味，这或许会让你有意想不到的收获和感受。

我对带瘤生存的思考

常常遇到一些百年老树，树干上疙疙瘩瘩，依然坚强地生长着，甚至经历千年，活成了“树精”。这不由让我想起“带瘤生存”这个医学话题，如果人体生出了肿瘤，又无法切掉，何不像老树一样，带瘤长期生存下去，为何还要在精神上、肉体上去折磨自己，最后造成人财两空呢！

带瘤生存是一种特殊的医学状态，这几年不少学者有此观点，但在临床上并没有完全执行，也没有被大多数患者接受。很多人认为，身体是不能掺杂质的，怎么能与肿瘤共存呢！所以，千方百计地进行化疗、放疗，恨不得一鼓作气，把肿瘤细胞彻底杀死灭光。其结果适得其反，肿瘤没有消掉，人却彻底垮了，甚至丧失生命，这种案例临床上并不罕见，而且时常发生。我的一个战友，患了鼻咽癌，本来是可以治愈的，但他不仅耽搁了，还加大加时放疗，超量超限化疗，又请来江湖郎中抗癌排毒治疗，三管齐下，恨不得把癌细胞一扫而光。结果癌症没治愈，人却没了，教训十分深刻。

因此，对于肿瘤患者，失去了手术、化疗、放疗、免疫治疗、靶向等早期治疗机会怎么办？或者说已经不能接受治疗的患者应该怎么办？带瘤生存的新概念、新课题就被提了出来，成为有识之士临床研究的新方向。尤其是中医学者，更是极其推崇，并在实际应用中取得了满意的效果。有些患者在经过全身有效的抗肿瘤治疗后，虽然瘤体并未完全消失，或是经过中医扶正抗癌治疗后，身体素质增强，肿瘤缩小或稳定，症状得到缓解，病情长期趋于好转，患者处于临床治愈的健康状态。这些事例充分说明了带瘤生存并不是不可行的，对于有适应证的肿瘤患者，带瘤生存是非常值得推广应用的一种疗法。

目前带瘤生存还是一个没有被普遍接受的新概念，其科学性和合理性也有待进一步研究和验证。但是，学者经过多年的观察认为，带瘤生存虽然说是一个没有办法中的办法，却是一个值得深入研究和探索的治疗策略。从临床实际情况出发，一些晚期癌症患者或年老体弱的患者，不适用于手术、放疗和化疗等传统治疗手段。这些患者可能会因为治疗而出现严重的不良反应或者身体状况恶化。在这种情况下，扶正抗瘤，带瘤生存可能是一个最好的选择。通过合理的药物治疗和生活方式调整，尤其是经过中医扶正抗瘤的治疗，使这些患者可以保持良好的生活质量和生存状态，达到了延长寿命并提高生活质量的效果。

总而言之，带瘤生存是一个复杂而特殊的状态，需要综合考虑患者的具体情况和治疗方案。在制订治疗方案时，医生应该充分考虑到患者的身体状况、年龄、肿瘤类型和分期等因素，制订个性化的治疗方案。同时，患者也应该了解自己的病情和治疗方案，积极配合医生治疗，以期获得最佳的治疗效果。

潮起潮落才是真正的人生

每次到海边散步，看大海潮起潮落，跌宕起伏，犹如人生历程升降起伏一样，不由得感慨大自然万事万物是何等相似相通。人这一辈子，无论贫穷，还是富有；无论身份高贵，还是低贱，总会有高潮和低谷，总会面临各种挑战和机遇，就像大海中的潮汐一样，在不断起伏变化之中，有时候平静，有时则波涛汹涌。

在潮起潮落的人生中，我们有各种不同的情绪和经历。有的事让我们感到快乐和满足，有的事让我们面临挫折和困难。这些都是人生的一部分，也是我们成长和发展的机遇。

尽管人生中会有许多挑战和困难，但这也是我们展现勇气和智慧的时候。我们可以选择积极地面对人生起伏，从中学习并逐渐成长起来。就像在海洋中航行一样，我们可以通过掌握潮汐的规律，乘风破浪，到达自己的目的地。

潮起潮落是人生中不同的历程，得势时不要得意忘形，失势时不要悲观失望。无论任何时候，何种环境，都要勇敢面对，珍惜当下所拥有的一切，感恩生活中的每一个瞬间。这样，我们才能更好地面对未来的挑战，过上更加充实和有意义的生活。

有些疾病是作出来的

“世上本无事，庸人自扰之”是指有些人常常给自己过不去，遇事生非，疑神疑鬼，自找麻烦。这种人在临床上，表现为无病呻吟，自作自受，硬是把自己作出疾病来。

自己作出来的疾病，在临床上并不少见。具体表现为以下几个方面：一是自己疑神疑鬼，无病呻吟，哪怕有一丁点异常，都浮想联翩，到处去寻医问药，惶惶不可终日；二是有些人自认健康，在生活方式、饮食习惯、情绪状态等方面放纵自己，日积月累，必将酿成疾病；三是有些人面对工作压力或情绪压抑等问题，不知排解，积重难返，长期发展下去就会导致身体出现各种问题；四是朋克养生，边损边补，边补边损，终会导致疾病；五是把小病当作重病缠身，整日坐卧不宁，寝食难安，小病作成了大病；六是发现重病，突然泰山压顶，要死不活，比如突然被诊断为癌症，不去正确面对，而是自己把自己给吓个半死，一蹶不振，甚至不吃不睡，交代后事。

在对待不良刺激因素和伤害上，有两种不同的态度，即积极性和消极性。积极向上的态度，一定会使身心健康，即使遇到困难和问题，也会积极排解，自我疗伤。消极态度的人，遇到问题不能自拔，困惑难消，日积月累，必将作出病来。因此，消极态度也是发生疾病和加重病情的因素之一。

为了保持身体健康，我们必须保持清醒的头脑，具有乐观主义精神。积极对待和合理安排工作和生活，保持规律的作息时间、均衡的饮食、适度的运动和良好的心理状态。同时，为了实现疾病的早防早治，开展定期的体检和必要的医疗检查，也是非常重要的，这可以帮助我们排除心中的疑虑，及时发现并治疗潜在的疾病。

中医有“不治已病治未病，不治已乱治未乱”的预防思想，这对于改善“亚健康状态”具有十分重要的意义。消除亚健康状态，能够解除人们的顾虑和隐疾，防患于未然。患者一旦身体发现问题，既不要胡思乱想，也不要有病乱投医，而是通过正规渠道，选择合适的医生，以免受到庸医的恐吓，延误治疗。在治疗过程中，要保持积极的心态和良好的生活方式。相信只要我们积极面对并采取正确的措施，一定能够克服困难，恢复和保持身心健康。

在雨雾中砥砺前行

湛江最糟糕的天气是在春节前后，整天雨雾蒙蒙，室内外都是湿漉漉的。不管你喜欢或不喜欢，工作或休息，出行或居家，都要面对这种天气，接受雨雾的挑战。有时候想一想，在人生的旅途中，也会面对这样的天气，也会遭遇雨雾的笼罩，也要在雨雾中前行。任何事都有两面性，有你讨厌的一面，当然也有激励的一面。这些不期而遇的雨雾，也一样能让我们的人生更加丰富多彩，充满挑战和机遇。

初遇雨雾，举目白茫茫一片，无边无际，也许心中会产生迷茫与挣扎，让我们不知道路在何方，该向何处行动，也可能会使我们一时迷失方向，或使我们摔倒跌伤。但是，只要能够树立坚定的信念，勇敢地面对困难，稳住步伐，砥砺前行，就能走出困境，找到前进的方向，获得穿越雨雾、达到目的之成功感。

我始终坚信，只有经历过挫折，不断在迷茫中前行，才能完成人生的成长和蜕变。因此，在人生中所经历的雨雾，甚至是急风骤雨，都是让人健康发展、茁壮成长的催化剂。它能让我们学会如何在困境中求生存，如何在挫折中不断成长。每一次经历雨雾的洗礼，都会让我们变得更加坚强和成熟，也会更加珍惜眼前所拥有的一切。正是因为有了雨雾的陪伴，我们才能不断蜕变，克服困难，迎接挑战，逐步成为更好的自己。

虽然人生中的雨雾会给我们带来许多困扰和挑战，但它同样也孕育着希望与机遇。在雨雾中，可能会发现一些原本被忽视的风景和机会。这些风景和机会，或许会成为人生中的转折点，带领我们走向更加美好的未来。因此，在面对雨雾时，应该保持积极的心态，努力寻找希望与机遇。

经历过雨雾的磨砺，人们会变得更加智慧和强大。在雨雾中，学会如何调整自己的心态和行为，如何应对各种复杂的情况，会变得更加明智和果断，也会更加有勇气去面对人生的挑战。这种智慧与力量，不仅能帮助我们克服眼前的困难，更能在未来的道路上走得更远、更稳。

人生中的雨雾或许会让我们感到痛苦，但正是这些经历，才会使人生更加完整和有意义。我们要感恩遭遇的这些雨雾，因为它让我们成长、蜕变、充满智慧与力量；让我们拥抱人生中的每一个时刻。人这一生，无论是经历晴天还是雨雾，都要用心去感受、去体验。因为正是这些经历，才能塑造出独一无二的人生。

放下一切去睡觉

庄子说“日出而作，日入而息，逍遥于天地之间而心意自得”。意思是说，白天工作学习，晚上早早入睡，这是多么心安理得的事。但是，这一作息制度却对有些人来说，真是一种奢侈。每到傍晚，就开始担忧今晚能不能入睡，能不能熟睡，能睡几个小时。目前，由于社会、家庭及经济等各种各样的压力，睡眠障碍的人越来越多，而这类人要想睡个好觉，实在是太难了，只能借助药物才能睡上一会儿。

睡觉不好的原因很多，有的年轻人不愿意睡觉，充电学习或交友、夜宵、打游戏，影响睡觉质量；有些中年人压力更大，加班加点，作息时间不规律；有些遇到问题，不懂排解，久而久之，郁结成疾，酿成失眠；还有些人是疾病缠身，担惊受怕，忧虑重重，以致睡眠障碍。归根结底是这些人不能顺其自然、安之若素。生命有生命运行的程序，命运有命运的轨迹，它听我们指挥吗？答案是否定的。既然命运不以人们的意志而转移，我们何不顺应自然，听天由命，过好每一天呢！庄子说：“达生之情者，不务生之所无以为；达命之情者，不务知之所无奈何。”就是说通达生命实情的，不追求生命所不必要的东西；通达命运真相的人，不去追求命运中无可奈何的东西，以及命运中达不到的目标。

当今社会，太多的人追求功名利禄，追求无法实现的价值观，所以只好昼行夜思，疲于奔命。但人是有差别的，有的人一出生就是华丽深邃，有的则幽苦艰绝。都想到罗马看看，其实你不知道，很多人终其一生也到不了罗马，而有的人一出生就在罗马。生命这东西来临的时候，父母没有征求我们的同意；死神来临的时候，我们也无法拒绝。知道一切都是身外之物，身不由己，何不放下一切，好好睡个觉，甜甜地做个美梦。大家要知道，睡觉时间可是占了我们人生的1/3，有什么理由不去美美地享受它，每天好好地睡上一觉呢？

好想吃“红薯全席”

前几天一位同乡请我吃饭，谈起老家的往事，于是乎红薯成了我们的话题。因为我们的家乡很穷，小麦产量低，红薯是高产作物，所以红薯是家家户户的主粮，一日三餐都少不了它，老百姓变着花样地做红薯餐。我背井离乡四十多年，由于地域环境和生活习惯的差异，现在已经很少吃到家乡的红薯风味了。每当想起吃过的各种各样的红薯制品，心里别是一番滋味，是向往、是回味，还是念想，真说不清楚。于是我突发奇想，如果开饭店，就开一家“红薯全席”餐厅，经济实惠，品种繁多，别有风味。吃厌山珍海味的人，偶尔吃一餐红薯全席，保证十分满意，流连忘返。

红薯有很多品种，包括红心、白心、紫心、黄心等。它的制作方法也很多，我们常见的是蒸红薯、烤红薯、油炸红薯、煮红薯、煲红薯粥（广东叫番薯粥），以及做蜜汁三薯、糖醋红薯丝、红薯蜜脯等。红薯还可以晒成干，打成粉，磨出粉芡，做成粉条。这些原料又可以加工成餐桌上各种各样的美食，如凉粉、红薯干甜糕、红薯拔丝、凉拌红薯粉条、凉拌红薯粉皮、红薯粉条炒肉末、红薯粉皮菜卷、大杂烩（主料为红薯粉条）、胡辣汤（主料为红薯粉芡和粉条），还有红薯粉汤面条、红薯粉蒸面条、红薯粉花卷、红薯粉小馒头、红薯粉蒸包、水煎包（内馅含有红薯粉条）、红薯粉煎饼、红薯粉发糕等。这些仅仅是我曾经见到过的红薯制品，红薯还可以配合各种肉类通过炖、煮、烩、炒、煎等方法做成不同风味的食品，我也十分期待某位大师开发出更多更美的红薯美食出来。

红薯不仅价廉味美，而且还是一个很好的保健食品。它富含蛋白质、淀粉、果胶、纤维素、氨基酸、维生素及多种矿物质。具有通便排毒、辅助降压、保护心血管、美容养颜的功效。近年来，有学者研究认为，红薯还有防癌抗癌的功效。如果没有胃病和糖尿病，建议还是多吃红薯，对养生保健十分有益。倘若谁要开一家“红薯全席”饭店，我不仅是一个常客，还可以去客串一下技术顾问。

“放心石”给我的启示

前天刷抖音，看到了福建省泉州市三元寺里的放心石，在好奇心的驱使下，我查阅了它的传说及典故，方觉得古人对这个汉字“心”的书写和诠释真是别出心裁，用心良苦。别看这一点的换位，却成了千古绝笔，影响深刻深远。

据说这块放心石在唐朝就有了，作者把心中的那一点写在下面，是寓意“提起千般烦，放下万事空”，后人将之释义为放心、放下。为什么古人要在心字上做文章，警示后人时时刻刻要把心放下呢，这是因为心在人体生命中具有重要的作用，现在我就从中医心脏的功能方面，浅谈一下看法。

中医认为，心为君主之官，为五脏六腑之大主，司血脉，主神明。中医的“神”广义是指人体生命活动的总称，狭义是指人的精神意识和思维活动及这些活动所反映出来的聪明智慧都由心所主宰。把心放下是说明心宜大不宜小，宜稳不能乱。心小则百物则病，心乱则六神无主。人的健康离不开足够的气血，心平则气和，气和则血顺，血顺则精气足，神清气爽。人活着就讲究一个“精气神”，“精气神”饱满则人的抵抗力和免疫力顽强，就会产生旺盛的生机和充沛的活力。

心上的一点放在下面，预示做人要心中坦坦荡荡，心胸宽阔敞亮。社会上确实有些人心胸狭隘，狭隘的人容易钻牛角尖，遇到问题不能自拔，精神容易错乱。所以，中医治病时，首当摄心养神，并要求患者心胸放宽，心态放平，包袱放下，心大则百事皆通，什么问题都可以解决。不要什么都放在心上，内心变得狭隘脆弱，一点小痛小病，就疑神疑鬼。还有一些人一旦获知患了重病或癌症，瞬间内心坍塌，精神萎靡不振，如果心里的坎过不了，心事放不下，什么灵丹妙药也治疗不好。既然已病，就不要抱怨上天不公，抱怨命运坎坷，只要内心淡定，坦然处之，任何问题都是小问题，都会迎刃而解。

为什么古人要劝世人放下心，就是希望大家做到大公无私，不要在心里装着贪欲。做人，千万不要贪恋那些不属于自己的东西。一个贪字就能让人心神错乱，让人鬼迷心窍，神不守舍，行为乱套，导致身外的祸乱还是小事，让自己五脏六腑的功能紊乱，这才是大事！人只要有贪念，必然会挖空心思，透支自己身体去索求更多东西，贪欲无度的背后就是透支无度，短时间身体的毛病不会显现，一旦到了显现的时候，往往就会积重难返，沉疴难起。

心主喜，司血脉，主宰五脏六腑。心情愉悦，则气血调畅，五脏六腑功能活动正常。如果你不喜而恨，就会生病。只要有解不开的恨，就会有治不好的病。如果一个人总把一切问题归罪于外界，说明他从不反省自己的问题，看不到内心的不足。恨别人，恨环境，恨上天不公，恨生不逢时，这样的人一定会表现出愤世嫉俗的样子，他们的内心是失衡的，表现出来的言语和行为一定也是失衡的。心里充满怨恨的人往往会意志消沉，郁郁寡欢，抑郁、敏感，长期发展下去，身体状况真难预测会成为什么样子。心宽一寸，病退一丈，宽恕才是最好的良方妙药。内心没有郁结的人，才能活得通透。

总而言之，放心石的“心”用意是何等的耐人寻味。放下心里的那一点烦恼、贪欲、怨恨，就会心胸宽敞开阔，就能心有所主，喜乐有度，神清气爽，五脏安和，身心健康。

上热下寒知多少

经常有患者告诉我，明明体虚怕冷，双脚冰冷，却不能吃补品，吃了就上火，虚不受补，这是怎么回事呢？其实这就是上热下寒的一种表现。

上热下寒是指在同一时期内，患者既出现上焦热象，又有下焦寒象的证候。上热表现为脸上长痘痘、口腔长溃疡、牙龈肿痛、牙龈出血、眼干眼涩、流鼻血、脾气暴躁、咳嗽、咳黄痰、周身发热等；下寒表现为双下肢发凉、腰膝冷痛，下肢水肿，怕冷、便溏、尿频、女子宫寒痛经等。

上热下寒发病机理主要是“中焦不通，胃气不降，脾气不升”或“心火不降，肾水不济”，导致阴盛于下，虚阳上浮。热气的本性是往上走，寒气的本性是向下走，如果任由它们发展，将会使寒热无法交流，出现“两极分化”而引发多种疾病。

引起上热下寒的诱发因素常见以下几个方面。

1. 暴饮暴食：经常暴饮暴食，吃各种各样的垃圾食品，饮各种各样的冰冻饮料，恣食炙烤煎炸食物，均可损伤脾胃功能。脾胃受损，健运失常，中阻受阻，影响到体内寒气和热气的排出，诱发上部有火，下部虚冷的情况。

2. 经常熬夜：熬夜加班、久坐不动、应酬饮酒、逛夜店、看手机、玩游戏，不按时作息，日积月累，人体正常的生物钟被打乱，机体得不到有效的休息，导致体内的气血不通，阴阳失衡，引起上部郁热，而下焦虚寒的现象发生。

3. 过度劳累：现在的人眼睛用的多、脑子动的多、上面动的多，唯独坐着不动的是下半身。无论过重的体力劳动，或是过度的脑力劳动，动多伤血，血不足气有余，火被阻挡，反弹于上，出现上热下寒之证。

4. 情欲所伤：七情所伤，肝郁化火，疏泄不通，郁火上攻；六欲无度耗伤精血，肾亏虚于下，虚阳上浮。

5. 用药不当：过度服用补肾壮阳药或药酒；或服用各种各样的抗生素过多过频，攻伐太过；或经常服凉茶泻药，均可导致正虚邪盛，火炎于上，阳虚于下。

倘若患有上热下寒的证候，除了祛除致病因素外，还需要及时调整自身的饮食结构，三餐要有规律，尽量以清淡、易消化的食物为主；平时要按时作息，保证充足的睡眠，尽量不要熬夜，促进体内的气血阴阳平衡，缓解不适症状；要注意劳逸结合，避免做重体力劳动和持久脑力劳动；要清心少欲、恬淡虚无，房室有度。只要认真调养，持之以恒，必将改善身体上热下寒的现象。

对于那些上热下寒、寒热错杂证而言，单独通过食疗、运动及调节情欲而达不到治疗效果者，可以通过中医辨证施治，上清下补，清补兼施。中医治疗上热下寒证有着丰富的经验，在古代医书记载中，如黄连汤、交泰丸、乌梅丸、甘草泻心汤、大黄附子汤等，都是用于治疗上热下寒的经典方剂。

中医的起点是实践

古时候学中医，先在药房认药、抓药、加工中药，实践三年后方能跟老师抄处方，学习看病，学习中医理论。这种“实践—学习—再实践—再应用”的中医培养模式，效果显著，培养出了各级中医人才，涌现出大批中医名家、大家。

随着社会的发展，经济利益的驱使，中医院开始西化，中医医生开始利用现代医学技术检查和治疗手段，创造效益，中医药着实成了一种配角。中医医生只为了完成合格病历才融入四诊合参，在应用输液、西药的同时，附着了书本上合法合规的中药处方。我曾经看到个别国医大师的治疗处方，肠胃病名医，而是开着几种西药，附着一张可有可无的中药方剂，效果肯定有，但是西药的作用还是中药的作用，不言而喻。作为一名中医大师，却没有把握用中药治病，让西药保驾护航。美其名曰，只要治好病，不管西药还是中药，都是好医生。但忘记了自己出身于中医，忘记了这么做是资源浪费，这么做增加了患者的支出。说到底这种中医看病心里没谱，没有实践经验，只能遵从“黑猫白猫，抓住老鼠就是好猫”。

其实，中医就是一门实践医学，中医的起点就是实践。它是基于数千年的观察和经验积累而成的医学体系。中医强调人体与自然环境的和谐，通过望、闻、问、切四诊合参，综合判断病情，再运用中药、针灸、推拿等多种治疗手段，调理身体，恢复健康。这种实践性的起步，使得中医在发展过程中，不仅积累了丰富的临床经验，还形成了独特的理论体系。中医的阴阳五行学说、脏腑经络理论等，都是对生命现象和疾病本质的一种深入探索和理解。同时，中医也注重个体差异，认为每个人的体质、病情都不同，因此治疗时需要因人而异，辨证施治。这种个性化的治疗理念，使得中医在治疗复杂疾病和慢性病方面，具有独特的优势。

总之，中医从实践起步，通过不断地探索和发展，已经形成了独特的医学体系，为人类健康事业作出了重要贡献。作为一名中医工作者，更应该重视实践活动，只有不断实践，才能不断进取，才能积累丰富的经验，才能让更多的人受益于中医的智慧和力量。

过眼即拥有

看到“过眼即拥有”这个词语，一下子勾起了我的兴趣，因为过去说得最多的词是“过眼云烟”。要说拥有，我一直认为，把好的物件留在身边，收藏在家里，才算是真正意义上的拥有。“过眼即拥有”能得到什么呢？细细地了解，原来这句话表达的只是一种精神境界，是马未都先生“天下宝物买不尽，过我眼者即我有”一句话的缩写。看来“过眼即拥有”，讲的是精神上的拥有，心理上的满足。打个比方，这就像一个人网恋一样，虽然爱得死去活来，结果连恋爱对象的人影都没见到过，而他（她）却拥有了精神爱情，从而使心理上得到满足。

过眼即拥有，首先说明的是做人要开阔眼界，启发心智。眼中的拥有比手中的拥有更广阔；心中的拥有比收藏的拥有更持久。当我们看到一些美好的事物，即使只是短暂的一瞥，也会感觉像是已经拥有了它们一样。就像我们看到美丽的风景、令人感动的电影或者听到动人的音乐，那一刻的感动和美好，就像是我们已经拥有了它们一样，留在了我们的心中。

过眼即拥有，首要的条件就是要拥有一双容纳百川的眼睛。拥有一双能够发现美好生活的眼睛，拥有能够收藏美好事物的心胸。一个人只有拥有一双慧眼，才能发现生活中的点点滴滴，才能看到更美的风景，才能欣赏到世界的全貌，在我们的眼里才能拥有更好更广的美景。

只有拥有一颗爱美的心，才能体验生活中美好的东西，而这些美好的东西需要我们细心地琢磨，去发现。不要认为这些小事对于我们的生活没有任何影响，有的时候它也会影响着我们的心情。而欣赏这个世界，心里装下这个世界，就要有一个博大的胸怀，就能够容纳更多更好、大大小小的东西。

想要看到精彩的世界就要有一个开阔的眼界，只有拥有开阔的眼界，才能变得更加从容自信。一个从容自信的人，就能具备一双锐利的眼睛，看到和拥有这个世间的种种。

所以，我们要珍惜每一个过眼的瞬间，用心去感受它们，让自己的生活更加丰富多彩！过我眼，即我有，这才是真正完美的拥有。

心安病自除

“心安病自除”是出自宋代大诗人陆游的一句诗句，意思是说，如果心情安宁，那么疾病自然会得到缓解或消除。说明了心情的好坏对于疾病的痊愈，以及身体健康的影响是很大的。

心情安好不仅不会生病，就是患病也容易痊愈。反之，心情不好既可能产生疾病，还会加重病情，不利于治疗。长期处于焦虑、抑郁、紧张等不良情绪状态下，会导致神经功能调节出现紊乱，引发神经异常症状，如头晕、失眠、多梦等，严重时还可能导致长时间紧张、有压迫感、出冷汗等现象。

心情不好还可能引发心脑血管疾病的复发，如高血压、冠心病等，因为焦虑、紧张等情绪状态会使血压升高，增加突发疾病的风险。此外，心情不好也会对消化系统产生负面影响，导致胃的血流量减少、蠕动减慢，引发消化不良、食欲缺乏等症状，严重时甚至可能诱发慢性胃炎、结肠炎等疾病。另外，心情不好还可能影响内分泌系统的正常功能，引发激素紊乱，导致月经失调、痛经等症状。同时，不良情绪还可能会诱发糖尿病等疾病，因为紧张、焦虑等情绪会直接抑制胰岛素分泌，长期存在可能使胰岛素分泌不足的倾向，被最终固定，诱发糖尿病。

心情不好还会对其他身体系统产生影响，如精神紧张可能是突发性耳聋的常见诱因之一；情志内伤、肝气郁结，冲任失调则可能是乳腺增生的重要致病因素；多愁善感的人容易患上颈部淋巴结结核病等。

中医认为，情绪过激会导致五脏六腑的功能失调，并指出“喜伤心，怒伤肝，思伤脾，恐伤肾，悲伤肺”。七情太过，必将影响到五脏六腑的气机失调，“怒则气上，喜则气缓，悲则气消，恐则气下，惊则气乱，思则气结”“百病皆生于气”。因此，良好的心态有助于调节身体阴阳平衡、气血畅通，以及脏腑功能的正常运行。

由此可见，保持积极向上的心态和良好的情绪，对于预防和治疗疾病具有重要的意义。当感到心情不好时，可以尝试通过各种方式来调节情绪，如运动、听音乐、阅读等，以缓解不良情绪对身体的负面影响。如果情绪问题持续得不到缓解，建议口服中药“逍遥丸”，或就诊中医进行辨证施治，也可以寻求心理咨询和治疗。

静然可以补病

静然寓意着沉着冷静、内心平和及自然顺畅。庄子曰："静然可以补病。"这是说人们在生病、劳累之后，只有沉静、静养、静默，才可以调理身体，治疗疾病。

静然要求心静如水，也就是说心情平静得就像是没有一丝涟漪的湖水，澄明宁静。要排除外界因素的一切影响，使人的心境和修养达到一种喜而不乐，哀而不忧的最高境界。静然还要像一碗水安静下来，有沉淀，才有清澈，平淡中尽显温柔。庄子提出的休养之法，就是要以静养神，使人的大脑不再想很多烦忧的东西，不要发很多牢骚话，不去做很多有害身心健康的事，从而达到减轻心虑和劳累，使心神得到安静，身体得到能量的修复，疾病就会得到治愈。

静默要求人们思想清静、少思寡言，其积极作用是能够舒畅情志，调养精神，使精气神内守而不失散，保持人体形神合一的生理状态。现代科学研究也发现，思想清静与人体健康有着密切的关系。凡经过重大精神挫折者，疾病的发生率都有所增加。反之，保持思想清静，减思寡欲，就可以增强抗病能力，减少疾病发生，有益于身心健康。使身心清静下来顺应天道，身体就可以得到能量补充，疾病就会痊愈。清除掉身心内肮脏的念头和想法，就可以延缓衰老。同时身心安宁，还可以止息内心的惊慌和浮躁。

总之，静然可以养生，养生可以补充疾病所消耗的能量，从而达到预防和治疗疾病的效果。但是，只有坚持不懈地放松和平静心态，或是把注意力集中在冥想状态，保持规律的作息时间，就一定可以达到"静然可以补病"的效果。

忧患为养生之本

“忧患为养生之本”语出宋代林逋的《省心录》，意思是指忧患是人们调养身心的根本。这说明安逸未必对人有益，困苦磨难从根本上来说会对人生更有好处。

我认为“忧患为养生之本”这一说法，具有深刻的哲学和养生思想。它并不是直接指忧患本身能够养生，而是强调了忧患意识在促进个人成长、保持身心健康方面的积极作用。

首先，忧患意识能够激发人的进取心和警觉性。当人们面临困境或挑战时，往往会更加努力地寻求解决问题的方法，这种积极的应对态度有助于提升个人的能力和智慧。同时，忧患意识也能让人保持对潜在危险的警觉，从而避免陷入更大的困境。在临床上，我们经常看到，有的患者年轻时就弱不禁风，有一点小毛病，就到医院就诊，等到八九十岁了，还是那个样子，因为他的忧患意识强，做到了警钟长鸣，防微杜渐。而有些身壮如牛的人，一旦病倒，就会一病不起，甚至于年龄轻轻，一命呜呼。这些案例充分说明了忧患意识，在保健养生中所具有的重要作用。

忧患意识对人的心理素质也有一定的帮助和培养作用。在应对忧患的过程中，人们需要学会调整心态、保持冷静，这有助于提升个人的心理承受能力和抗压能力。这种心理素质的提升，对于保持身心健康、预防疾病的发生发展具有重要意义。

此外，忧患意识还能促使人们更加珍惜现有的生活。事非经过不知难，当人们经受过生活的艰辛和不易时，会更加珍惜眼前的幸福和安宁，从而更加努力地维护自己的幸福和未来；当你经历过病痛，或为重疾而受折磨时，会更加重视身体健康，会积极进行养生防病工作。

综上所述，“忧患为养生之本”并不是说忧患本身能够养生，而是强调了忧患意识在促进个人成长、保持身心健康方面的积极作用。当然，这并不意味着人们应该刻意去追求忧患，在面对生活中的挑战和困难时，必须保持一种积极的应对态度，从而更好地实现自我提升和身心的健康。

治未病就是防患于未然

“治未病”是中医思想的一个重要方面，其核心理念在于强调预防和早期干预，以防范疾病的发生和恶化。这一理念最早可以追溯到《黄帝内经》，其中提出的“是故圣人不治已病治未病，不治已乱治未乱，此之谓也。夫病已成而后药之，乱已成而后治之，譬犹渴而穿井，斗而铸锥，不亦晚乎”的论述，正是对“治未病”思想重要性的最好诠释。

“治未病”包括未病先防、既病防变和病愈防复等三个方面，其中未病先防，防重于治是“治未病”的首要原则。这意味着在疾病尚未发生时，我们就应该采取积极的措施来预防其发生。这包括调养身体，提高正气抗邪能力，让人不生病、少生病，以及生病后可以尽快好，不会继续加重，也就是“未病养生，防病于先”。

防患于未然，正是“治未病”理念的具体体现。凡事预则立，不预则废，这是重要的预防观和治疗观。在疾病未发生之前，通过注意防护、提高正气的方式来调理身体，预防疾病，是一个前瞻性的措施。这些措施包括了日常生活中的饮食起居、情志调节，也包括了采用中医的养生方法来调理身体，增强体质，从而预防疾病的发生。

因此说“治未病”既是防患于未然，也是防微杜渐。它强调了预防为主的重要性，提倡在疾病未发生之前就采取积极的措施来防止其发生，从而达到避免身体潜在的问题和危险，保护身体的健康、延年益寿。这一理念不仅具有深厚的中医理论基础，也与现代医学的预防观念相契合，对于维护人类健康具有重要意义。

浅谈以患者需求为中心

我去过很多医疗单位，基本能看到“以患者需求为中心”的宣传词。其实以患者需求为中心的理念，不仅是挂在嘴上，放在宣传栏，更重要的是落到实处，因为它是医疗服务的核心原则。这样的原则源于对医疗服务的本质认识，那就是医疗不仅仅是对疾病的诊断和治疗，更是对患者身心健康的全面关怀。

首先，以患者需求为中心，意味着医疗服务提供者会积极倾听患者的声音，了解他们的真实想法和感受。患者的需求和期望，往往比任何医疗方案都更加重要。例如，他们可能更关心治疗过程中的舒适度、疼痛程度、恢复速度等。通过了解这些需求，医生可以制订出更符合患者实际情况的治疗方案，从而提高治疗效果。

其次，以患者需求为中心有助于建立和谐的医患关系。当医生真正关心患者的需求，积极回应患者的关切时，患者会感到被尊重、被理解。这种信任和理解，有助于缓解患者的焦虑和恐惧，让他们更加配合治疗，从而提高治疗效果。

再次，以患者需求为中心也是医疗服务质量提升的重要途径。通过不断关注患者的需求和反馈，医疗机构可以及时发现服务中的不足，并进行改进。这种持续改进的态度，有助于提升医疗服务水平，让患者获得更好的就医体验。

最后，以患者需求为中心也是医学伦理的体现。医学的核心价值就是尊重人的生命和健康，以患者需求为中心正是这一价值的体现。医生在提供医疗服务时，应当始终把患者的需求和利益放在首位，确保他们的权益得到保障。

所以，以患者需求为中心的理念，不仅有助于提升医疗服务质量，还有助于建立和谐的医患关系，是医疗服务提供者应当坚守的重要原则。

溺爱下的心理疾病

在临床上，我经常遇到学习成绩优秀，行为乖巧，父母亲引以为傲并十分溺爱的好孩子，一旦走上社会就会出现心理和精神方面的疾病。就在前几天，一个妈妈来咨询儿子的情况，说她的儿子从上幼儿园，一直到大学毕业，都是班里的尖子生，大学还考上了985学校，无论在亲戚还是朋友面前，都是褒奖声一片，让父母脸上十分有光。而孩子也是一路高歌猛进，从来没受到过批评，更别说打骂了。结果孩子大学毕业分配到单位工作，没上够一年的班，就出了问题，辞职回家，闭门不出，也不找工作，也不串亲访友，也不去看病，更少与人交往谈心，让父母亲愁白了头发，操碎了心。

通过这些案例可以看出，溺爱孩子确实会导致一系列的心理疾病。在溺爱的环境中成长的孩子，可能会过度依赖父母，缺乏独立思考和解决问题的能力，还会对他们的自信心和自我管理能力产生负面影响。同时，他们可能难以控制自己的情绪和行为，导致社交能力和情商低下。长期被溺爱的孩子，一旦情感受到伤害，就容易出现情感障碍，如情感淡漠、情感反应不协调等。他们可能会变得焦虑、抑郁，甚至出现精神分裂症等严重的精神疾病。

为了预防和治疗这些心理疾病，家长需要改变原有的教育模式，充分认识到溺爱对孩子的危害，并进行正面教育。同时，也要关注孩子的日常生活细节，化解他们的恐惧感，帮助他们建立健康的心理状态。如果通过家人朋友的关怀和疏导不能解决问题，建议及时寻求专业的心理咨询和治疗。心理医生可以通过全面的评估，帮助确定症状的严重程度和持续时间，并提供相应的治疗方案。同时还可以从中医方面予以调理，采用养心安神、疏肝解郁、清心化痰开窍等方法进行治疗。

总而言之，溺爱并不是真正的爱，而是对孩子成长的一种阻碍。正确的教育方式应该是引导孩子独立思考、自主解决问题，培养他们的自信心和社交能力，尤其是处理挫折和困难，及伤后的自愈能力，使他们健康快乐地成长，成为一个自食其力的人，成为一个对社会有用的人。

为什么老年人怕说“老”

我记得在老家时，见到老爷爷打招呼时，会问他高寿？他会回答说“忘记了”；有时看到老爷爷身体不比前些年，不经意间问“爷爷好像比前两年显老了”，老爷爷会一噘胡子，不理不睬地就走开。现在轮到我进入老年期，身体和心理不经意间也会发生一些变化，如何面对和处理“变老”的问题，摆在了面前。

老年人有着强烈的自尊心和自信心，不愿意承认自己已经老去。他们可能认为自己仍然有着很多能力和价值，可以为社会和家庭做出贡献。在一些社会和家庭中，老年人可能受到歧视，这可能导致他们不愿意承认自己已经老去。他们可能希望通过不服老，来表明自己仍然有社会价值和地位。还有些老人是“恐老症”，他们主观上忘记年龄，实在是怕衰老得太快，给心理上增加包袱。

当老年人发现自己精力不济、力不从心时，应当不要急躁，不要气馁，认识到这正是衰老所带来的变化。正确的态度是由此而始，遇事量力而行，注意保重自己的身体，避免逞强和好胜，正视衰老的客观现实，这就是所说的在生理上要服老。但与此同时，老年人在精神上却应当注意不服老。这就是说，即使由于生理上的原因，自己退出了原来的工作岗位，但仍应保持积极的生活态度，要继续奋发向上，做一些力所能及的事，发挥余热。

总之，老年人不服老的原因是多方面的，包括生理、心理、社会和文化等因素。对于社会来说，应该尊重老年人的意愿和选择，为他们提供适当的支持和帮助，让他们能够保持积极的生活态度和健康的生活方式。老年人要做到，自信不老，快乐自找。心态良好，远离烦恼。身体健康，无价之宝。天天开心，比啥都好。

风物长宜放眼量

在当前社会里，大多数人只看到身边的事物，看到周围的景色，专注于眼前的利益，眼前的琐事，眼前一切的一切，却忘记了抬头看看美好的前景，更广阔的世界。放眼量就是要求人们扩大视野，放眼全景，既看到更多的可能性和美好前景，也让我们更加坚定自己的信念和目标。所以，无论在何时何地，不妨时常提醒自己，风物常宜放眼量，去开拓更加美好宽广的前景。

前途是光明的，道路是曲折的。人生的路并不是一帆风顺，往往是曲曲折折，坎坎坷坷，跌跌撞撞，会出现很多的困扰与烦恼。这些有社会因素，也有人为因素，还有可能是自己的因素。人生不如意者十之八九，面对挫折、苦难，我们是萎靡不振，停滞不前；是怨天尤人，自暴自弃；还是放眼量，看向远方，砥砺前行。生活中出现一时的失望并不可怕，还会有无限的希望在等着我们去争取、去奋斗、去创造。只要以宽阔的胸襟，长远的眼光，去辩证地分析问题，解决问题，排解心中的“牢骚”，祛除社会上的“浊事”，勇往直前，就一定能够看到未来的希望，面向广阔的前景，迎来辉煌的时代。

风物即眼前的景物，还有远处的风景和广阔的天地。放眼量不仅仅是看到眼前的风景，而是要有开拓的精神，始终保持一份豁达的情怀，保持一种积极向上的人生态度，用博大的胸襟，非凡的气度，去放眼世界。从微观面向宏观，从局部看向远方，从当下看向未来，从希望走向希望，从胜利走向胜利。

因此，无论何时何地，在任何情况下，都应该做到“风物长宜放眼量”，开拓视野，勇往直前，去追寻长久的精神底蕴，让我们的生活变得更加丰富多彩。

不饮卯时酒，莫吃申时饭

明代张介宾在《景岳全书》中记载“而酒则尤能聚痰。岭外谚云：“莫饮卯时酒，莫食申时饭，诚摄生之要也。”说明“不饮卯时酒，莫吃申时饭”早已成为我国劳动人民养生保健的好方法。

卯时相当于早晨5点到7点。这个时候，大肠经最旺，人体经过一夜的休息，身体机能和精神状态正处于恢复阶段，大肠开始活跃，进行排便和排毒。此时，胃是空的，分解乙醇的酶－乙醇脱氢酶浓度较低，如果饮酒，乙醇容易被身体完全吸收，不仅容易醉，还可能对肝脏和大脑造成伤害。因此，古人认为卯时不应饮酒。

申时是下午3点到5点。在古代，人们日落而息，晚上睡得很早，申时离睡觉的时间已经不远。如果此时吃饭，食物在胃内还没有完全消化，可能会加重肠胃负担，影响睡眠。同时，申时是膀胱经排毒最旺的时候，过多食物摄入可能会影响排毒效果。因此，古人建议莫吃申时饭。

总的来说，这句经典格言，是古人根据身体运行规律和日常生活习惯总结出来的养生经验，虽然现代人的生活方式与古人有所不同，但其中的智慧依然值得我们借鉴。当今社会生活节奏太快，作息时间也欠规律，广东各地一些人有饮早茶喝酒的现象，还有很多年轻人有吃夜宵的习惯，这些不良习惯与养生常识背道而驰。因此，我们应该注意饮食和作息的规律，避免在不合适的时间饮酒或进食，以保持身体的健康和精神的愉悦。

匿病者不得良医

“匿病者不得良医”是出自西汉·董仲舒的《春秋繁露·执贽》一句古语，意思是说隐瞒病情的人，往往不能得到很好的治疗。

在临床上，隐瞒病情的人并不少见，主要表现：一是有些人隐瞒病史，羞于启齿，怕人知道，这样会造成医生判断失误；二是有的人不愿意让别人知道他有病，怕影响进步，以至于造成病入膏肓，无药可治的后果；三是患者就诊时只把手伸给医生摸脉，一句话不说，好像是考医生一样，自欺欺人。医生需要了解患者的具体症状，才能做出准确的诊断，进而制订有效的治疗方案。如果患者隐瞒病情，医生就难以获得充分的信息，也就难以做出准确的诊断和治疗。此外，隐瞒病情可能意味着患者对自己的健康状况缺乏正确的认识，这也会影响他们接受治疗和康复的态度和效果。

匿病者不得良医，还用来比喻人们在面对自己的缺点或错误时，如果不敢正视，不愿意坦诚地面对，那么就很难得到别人的中肯批评和指点，也就难以改正缺点，实现自我提升。

因此，匿病者不得良医，不仅是对患者隐瞒病情的一种警示，也是对我们在面对自身问题时，应持有坦诚和开放态度的一种提醒。只有勇敢面对，积极寻求帮助，才能取得更好地成长和进步。

人处疾则贵医

“人处疾则贵医”是说当一个人生病时，会特别尊重医生，希望医生能够帮助自己治愈疾病。这句话出自《韩非子·解老》，还用来比喻，当一个人遇到困难或问题时，会尊重那些前来帮助自己的人。

人处疾则贵医，表达了一个非常朴实而浅显的道理，就是当我们身体感到不适，罹患疾病，甚至可能面临生命威胁时，就会想到医院，希望得到医生的帮助。在医院里，有各种各样的医疗检查设备，具有专业技术知识和丰富临床经验的医生，十分希望他们的帮助，并尊重和需要他们的诊治，希望能够治愈我们的疾病，使我们尽快地减少痛苦，恢复身体健康。从古至今，对于那些伸出援手，给我们提供帮助的医生，一直是大家应该尊重和感激的人。

然而现今社会上出现了一种怪现象，患者不相信医生，医生要防着医闹，把很融洽的关系变成了不可调和的一种医患矛盾。当然这并不是单方面造成的，既有看病难、看病贵问题的存在，也有患者对医疗现状的奢望，也有想通过医闹捞钱的非法组织，当然还有媒体的夸大宣传，造成了一系列的社会乱象。现在救死可能会被打，扶伤可能会被讹，一些人对施以援手者再无感恩之心，忘记了“人处疾则贵医”的传统美德。

重提这个话题，就是想把古人“人处疾则贵医”这句话告诉所有人，现在一些人的所作所为，已经完全背离了老祖宗的遗训。社会就像一个大家庭，任何人都会有困难的时候，任何人都会有生病的时候，任何人都有帮助和被帮助的时候，我们应该持有感恩之心，珍视那些愿意为我们提供帮助的人，他们的存在和付出对我们来说是非常宝贵的，也是应该大力弘扬的正能量。同时，我们也应该学会在有能力的时候去帮助他人，因为每个人都可能在某个时刻成为被帮助的对象。

圣人必先适欲

“圣人必先适欲”见于《吕氏春秋》，意思是说圣人一定要先做到“适欲”。这是在提醒人们必须节制欲望，把自己的欲望控制在最合适的程度，从而才能使之立于长生之道。

之所以说“圣人必先适欲”，是因为欲望是人的一种本能，但如果过度追求，过度的欲望却可能带来毁灭性的影响。当欲望失控时，我们可能会变得贪婪，只追求物质上的满足，忽视内心的需求和对他人的责任。这种过度追求欲望的行为，可能导致我们丧失本真的人性和价值观，最终沦为欲望的奴隶，甚至可能导致生命无法健康长寿。

圣人深知这一道理，因此他们会首先让自己的欲望适度，既不过度追求，也不完全压抑，以保持身心的平衡和健康。适度的欲望无疑对人类具有积极意义。它推动我们向前，去追求更好的生活、更高的目标。正是这种欲望促使我们努力工作，创新创造，为社会和人类的发展做出贡献。同时，适度的欲望也是推动人们追求更好生活的动力，但关键在于如何把握这个度。适欲，即节制欲望，是为了更好地顺应生命的规律，实现真正的健康和长寿。这也是圣人智慧的体现，他们通过适欲来保持内心的平和与宁静，进而更好地处理生活中的各种挑战和困难。

因此，我们应该学习圣人的智慧，学会适度控制自己的欲望，保持身心的平衡和健康。这样，我们才能在追求美好生活的道路上走得更远、更稳健。

身勤则强，逸则病

我去过很多的农村，发现八九十岁的老年人身板硬朗，还在为生计奔波劳碌，还能下地干农活，这不由得想起了一句名言“身勤则强，逸则病”。这句话深刻地阐述了勤劳和身体健康之间的紧密关系。

当我们保持身体的勤劳，如经常锻炼、参与体力劳动，我们的身体就会更加健壮、有力。这种勤劳不仅能让我们的肌肉更加发达，还能提高我们的心肺功能，增强免疫力，从而保持身体健康。

相反，如果我们过于安逸，长时间不进行适当的身体活动，身体的功能就会逐渐衰退。衣来伸手，饭来张口，久而久之，就会肌肉变得松弛，心肺功能也会下降，身体的免疫力也会减弱。在这种情况下，我们更容易受到疾病的侵袭，出现各种健康问题。

所以，为了保持身体健康，我们需要适当地进行身体活动，保持勤劳的生活习惯，有条件地多参加一些体力劳动，城市的人可以多参加体育锻炼。当然，参加体力活动，要根据自己的身体状况和年龄来合理安排，做到劳逸结合，绝不能出现过度劳累伤及身体的现象发生。只有这样，才能真正达到“身勤则强”的效果。

善养生者不讳死

说句难听的话，人一出生，就行走在死亡的路上，何时到达终点，除了天灾人祸，就要靠自己是如何养护生命的了。善养生者不讳死，它深刻地告诉我们，真正懂得养生之道的人，并不会避讳谈论死亡。这是因为他们深知生命的短暂和无常，明白生死是自然规律的一部分，无法避免。既然无法避免，为什么不能谈论呢？为什么不能直面呢？既然对死亡都不畏惧了，还有什么艰难险阻不能解决，还有什么病痛不能治疗。

养生就是养护生命，是为了更好地活着，但活着并不意味着永远逃避死亡的话题。相反，正视死亡，理解其必然性，有助于我们更加珍惜当下的生活，更加努力地追求健康和幸福。有些人一听到身患绝症，好像马上要死了，惶惶不可终日，结果死得更快。反之，有的人身患绝症，根本就不在乎，该吃吃该喝喝，该唱唱该跳跳，该干啥干啥，结果反而会多活几年。

当然养生没有捷径，不能因为害怕死亡而盲目追求长生不老，或过度依赖某些养生方法。秦始皇为了追求长生不老，寻找了一辈子仙丹，结果还是早早死了。所以说善养生者，看到的是生命价值，在乎的是生命质量和意义，而不仅仅在于其长度。因此，以平和的心态面对生死，以积极的态度追求健康的生活，才是善养生者真正所需要的。

总之，善养生者不讳死，是因为他们有着更加成熟和深刻的生命观。他们既珍惜生命，又正视死亡，以平和的心态活出生命的精彩。

养生以不伤为本

生命在于运动，但运动健身也不能太过，有的人每天走几万步，甚至是快速长跑、参加各种激烈的球技运动等，导致很多运动伤发生。还有的人为了保健养生，长期服食各种保健品，这些情况有的自找的，也有的是被人忽悠的，结果引起各种各样的不良反应。因此，“养生以不伤为本”，具有一定的说教作用，它强调了在保养生命时，要以不损伤身心健康为根本原则。

我们的身体和精神状态是相互关联的。身体的健康直接影响我们的心理状态，反之亦然。因此，养生不仅仅是关注身体的健康，更要注重心灵的养护。如果我们在养生的过程中，采用了错误的方法或者过度追求某些效果，可能会对身体和心灵造成伤害，反而达不到养生的目的。

每个人的体质和生活环境都是不同的，所以养生方法也应该因人而异。例如，阳气虚弱者可以服鹿茸、红参、干姜、制附子、肉苁蓉等，阴虚火旺者，可以服阿胶、白木耳、沙参、玉竹、百合等，湿热体质可以服土茯苓、茯苓、生苡仁、冬瓜、丝瓜等，瘀血体质可以服三七、丹参、山楂、红花、桃仁、玫瑰花等，肝郁体质可以服代代花、佛手、素馨花、合欢花、八月扎等。如果对自己的体质特点不了解，对药物的属性不精通，盲目跟风或者听信别人不科学的养生方法，很可能会导致身体受伤或者健康状况恶化。因此，养生应该遵循“审因施养”的原则，根据自己的体质和环境，选择适合自己的养生方法。

“养生以不伤为本”也体现了中医养生理念中的“道法自然”原则。我们要顺应自然的规律，不要过度追求或者违背自然的原则，这样才能保持身心的和谐与健康。

综上所述，“养生以不伤为本”是一种科学的养生理念，它强调了保护身心健康的重要性，提醒我们在养生的过程中要遵循自然规律，结合自己的方法，避免对身体和心灵造成损伤。

独抱浓愁无好梦

“独抱浓愁无好梦”这句话出自宋代女词人李清照的《蝶恋花·暖雨晴风初破冻》。它表达了一种深深的孤独和忧愁的情感，使人无法拥有美好的梦境。

浓愁即过度忧愁，忧愁过度会在精神上受到一定的影响，而且人的思维也会变得比较混乱。中医认为“忧则气结”，过度忧愁会使脾气受伤，气机不调，健运失职，气血化源不足，血不养心，心神不宁，睡觉就会出现不好的梦境。现代医学认为，忧愁过度会导致人体的神经系统出现失调的情况发生，而且消化液分泌也会减少，从而造成食欲缺乏、失眠多梦等问题。

我们在临床上也经常看到这样的患者，由于种种原因愁绪过度，或者是生活中遇到了不如意的事难以排解，久而久之，就会出现睡觉不安，做噩梦，做各种各样、千奇百怪的梦，影响睡眠质量，甚至于心躁失眠。人一旦内心充满浓厚的忧愁和孤独状态，她的梦境往往也会被这种情绪所影响，难以得到安宁和美好的梦境。

因此，当人们出现“独抱浓愁无好梦”时，其实是在内心感叹人生的无常和情感的复杂，应该及时地排解和治疗。如果持续放不下忧愁，每晚多梦易醒，怪梦扰神，睡觉质量下降，除了让心理医生排解心理障碍，还要及时地找医生治疗。中医讲究辨证施治，常采用健脾疏肝，调畅气机；益气养血，养心安神等方法。作为一名医生，我真诚地希望每个人都无忧无虑无愁，开开心心地工作，安安静静地睡觉。有一个好梦，做一个甜梦，在梦中体验到一切美好的、令人愉悦的场景和情感。

苦茶久食益意思

贵州的一位战友来湛江故地重游，给我带了几斤苦丁茶，因为他知道我患有高血压病。看到茶叶，我忽然想起华佗在《食经》里的一句话："苦茶久食益意思"。这里所说的"苦茶"，是指味道苦涩的茶，这种茶饮用后能让人深思熟虑，开拓思维，有助于清醒大脑和提高思维能力。

现代研究证实，苦茶中含有苦丁皂苷、氨基酸、维生素 C、黄酮类、蛋白质、多酚类等成分。具有清热解毒的功效，对肝经、肺经、胃经有一定的滋补作用。本品还有疏风清热、明目生津、清热解暑、润肺止咳等功效，可以治疗风热头痛、牙痛、口疮、目赤、泻痢、热病、烦渴等症。也有降血压、减肥、防癌、抗衰老之功效，还能养颜美容、瘦身排毒、预防癌症、延年益寿。长期饮用苦茶，不仅可以促进血液循环，提高免疫力，还有助于改善大脑功能和提高记忆力。同时，苦茶中的咖啡碱成分能够促进胃肠道蠕动，帮助消化和排泄，减轻肠胃负担。

由此可见，我们在品味苦茶的过程中，不仅能够感受到它独特的口感，还能享受到它带来的健康益处。但是，每个人的体质特点和口味感受都有所不同，在选择饮用苦茶时，切不可一概而论，要根据个体差异、寒热虚实属性进行饮用。具体情况具体选择，对于脾胃虚弱、气血不足、阳虚内寒体质者不宜饮用，更不宜多饮久饮，尽可能避免饮用苦茶给自己带来不良的影响。

怒是猛虎，欲是深渊

“怒是猛虎，欲是深渊”出自清朝时期金缨的《格言联璧·存养类》，这句话的意思是说发怒如猛虎伤人，欲念似万丈深渊。

把愤怒形容为猛虎，是因为愤怒的情绪一旦失控，其破坏力是惊人的。它就像一只凶猛的野兽，会吞噬我们的理智，让我们做出冲动的决定和行为。愤怒不仅可能伤害到别人，更可能伤害到我们自己，甚至影响到我们的人际关系和身心健康。中医认为怒伤肝，肝气郁结可以引起一系列的病症。因此，我们需要学会控制情绪，减少和控制愤怒情绪，将其转化为积极的力量，而不是让它成为破坏我们生活和身体的猛虎。

人的欲望是很填平的，把欲比喻为深渊恰如其分。一旦欲望陷入深涡，我们很容易迷失自我，不断追求更多、更好的东西，从而忽视了内心的真正需求。这种无休止的追逐，就像掉入一个深不见底的深渊，让人无法自拔。过度的欲望可能让我们失去平衡，甚至走向毁灭。从小偷小摸到盗窃犯，从爱占便宜到小贪，甚至成贪污犯，都是无休止的欲望造成的。因此，我们需要学会适度控制自己的欲望，保持内心的平和与满足，不至于伤害自己和家人，也不至于走上犯罪的道路。

总的来说，“怒是猛虎，欲是深渊”这句话提醒我们要时刻警惕愤怒和欲望的危害性，学会控制自己的情绪和欲望，保持内心的平静和满足，要知足寡欲，淡泊名利。这样，我们才能更好地面对生活中的挑战和困难，实现自我成长和进步。

小劳则身健

“小劳则身健”是我国劳动人民在长期生产活动中总结出的一种养生理念，它告诉大家适度的活动，对身体健康具有积极作用。

“小劳”可以理解为日常生活中的一些轻微体力劳动，也可以是一些有氧体育活动，如慢跑、散步、打太极拳、五禽戏、八段锦、游泳等，还可以是参加家务劳动、种菜园、做园艺等劳动。这些活动看似不起眼，但长期坚持下来，却能够带来意想不到的好处。它们能够促进身体的新陈代谢，增强肌肉和骨骼的力量，提高心肺功能，有助于维持身体的正常生理机能。

“小劳”也是一种积极的生活方式，通过参加各种有意义活动，能够帮助我们保持心情愉悦，缓解工作和生活中的压力和焦虑情绪。当我们全身心投入这些活动中时，大脑会释放出多巴胺等神经递质，这些物质能够让我们感到快乐和满足，有助于改善心理健康。

中医认为，适度的身体活动还能够提高人体正气，增强身体的免疫力，提高抵病抗力，帮助我们更好地抵御外邪的侵袭，预防疾病的发生。而且，对于老年人来说，“小劳”还能够延缓身体机能的衰退，保持身体的灵活性和协调性。

当然，我们也要注意“小劳”不是“过劳”，小劳逸情，过劳伤身。过度的体力活动可能会给身体带来负担，甚至导致伤害。因此，在进行身体活动时，我们要根据自己的身体状况和年龄，来选择合适的体力劳动或运动方式和强度，做到劳作有度，劳而不疲，确保活动既能有益身心健康，还不至于对身体造成损害。

总之，“小劳则身健”是一种非常实用的健康理念，也是最容易做到的一种运动形式。通过适度的身体活动，我们可以保持身体健康、心情愉悦，享受更高质量的生活。

萝卜上了街，药方把嘴噘

“萝卜上了街，药方把嘴撅”是民间流传的一句俗语，意思是说萝卜上市销售后，就不会有患者找医生看病开药方了。这句话虽然有点夸张，也说明了萝卜对人的健康有一定作用，具有防病治病的功效。

萝卜是一种营养丰富的蔬菜，萝卜的主要成分是糖、胡萝卜素、多种维生素、脂肪和钙、磷、铁等物质，其中胡萝卜素的含量在多种蔬菜、水果中首屈一指。胡萝卜素在人的体内经消化吸收后转化成维生素 A，从而促进人体的生长发育，增强人体的健康。日本人平均寿命较长的原因之一就是由于他们普遍喜食萝卜。多吃萝卜还能防止动脉粥样硬化，降低血压，促进红细胞的增加。此外，萝卜在保护皮肤和眼睛、松弛胸腹神经、驱除寄生虫、利水通淋等方面都有比较显著的作用，可用于对贫血、夜盲症、百日咳、肠炎、腹泻、小便不利等疾病的辅助治疗。

李时珍称赞萝卜为“蔬中之最有利益者”，说它“生吃可以止咳消胀气，熟食可以化瘀助消化”。《食疗本草》则说，可以“利五脏，轻身，令人白净肌细”。《新修本草》又说，能“大下气，消谷和中，去痰癖，肥健人”。我国萝卜的品种很多，萝卜又是北方广大地区的大菜，多食萝卜的确有益于人，这句俗语反映出了人们长期食用萝卜的经验。萝卜入药有各种形式的食用方法，有单独食用，也有配入复方食用的。例如，嗓子作痛、咳嗽多痰、食后作酸或食油腻后不适等，均可用生嚼几片萝卜的简单方法使症状缓解。肺痿咳痰，可食萝卜羊肉汤；热痢、血痢，可服萝卜蜜汁；糖尿病口渴多饮，可吃萝卜粳米粥；肠梗阻可用萝卜芒硝汤；慢性支气管炎，喝萝卜饴糖水；鼻出血不止可用，萝卜汁内服；脚裂、脚肿，萝卜片煮汤熏洗。

萝卜虽然功效很多，生活中运用十分广泛，但这句俗语也存在了一定的夸张和幽默成分。从现代医学看来，虽然萝卜具有一定的保健功效，但并不能完全替代药物治疗。保持身体健康需要综合考虑饮食、运动、休息等多方面因素。

总之，“萝卜上了街，药方把嘴噘”这句俗语既体现了人们对萝卜保健功效的认可，也反映了人们对健康生活的向往和追求。

咳嗽吃鸡，神仙难医

“咳嗽吃鸡，神仙难医”是我国民间经过长期观察总结出来的一句谚语。这句话听起来虽然有点夸张，但确实揭示了人们咳嗽时需要饮食忌口的重要性。

鸡肉属于温性食物，入肝经，具有补气血、益肾阳、强筋骨的功效。由于鸡肉有温补的特性，它也被视为一种“发物”，患有感冒发烧、咽喉肿痛、口舌生疮、疮疡红肿，鸡肉属于忌食之物。尤其是人们热性咳嗽气喘，鸡肉的温性可能会加重体内的热邪，使痰浊进一步热化，蕴藏于肺不易咳出，咳嗽症状会出现反复或加重。即使不属于热咳，但鸡肉油腻，吃了容易上火生痰，对于感冒咳嗽的人来说，吃了鸡肉可能会加重病情，不利于病邪的排出。因此，在咳嗽期间，中医建议尽量避免食用鸡肉。

不过，这并不意味着所有人咳嗽时都不能吃鸡肉。每个人的体质和病情都有所不同，因此还需要根据个人的具体情况来判断。而且，现代营养学认为，鸡肉富含蛋白质、维生素和矿物质，对于体质虚弱的人来说，适量食用鸡肉有助于滋补身体。

总之，“咳嗽吃鸡，神仙难医”这句话是中医理论中的一种警示，提醒我们在咳嗽时要注意饮食，避免食用可能加重病情的食物。但具体是否能吃鸡，还需要根据个人的体质和病情来辨别分析，在生病期间，最好咨询医生的建议，选择合理膳食。

腹不嫌过暖

我过去在北方时，经常看到婴幼儿戴着兜肚，还看到演古装戏时的老人戴着兜肚。兜肚在我国已经有上千年的历史，它主要是有保护腹部，防止受寒的作用，因为腹部是不嫌过暖而最怕受寒凉。

腹部为五脏会合之处，是气血运行的重要场所。中医讲，腑为阳，脏为阴；气血得温则行，得寒则凝。腹暖则五脏暖，五脏暖则气血运行通畅。“腹不嫌过暖”是对腹部保暖重要性的进一步强调，腹内有许多重要的器官，比如脾、胃、肠等，它们对于身体的正常运转至关重要。如果这些器官受凉，可能会引发各种不适，比如胃痛、腹胀、呃逆、呕吐、腹泻等症状。现代医学也证明，腹部受凉后，胃肠等消化功能会降低，进而影响营养物质的消化吸收，刺激腹部会引起腹痛、腹泻、烧心、吐酸水等症状，尤其是体质较弱的老年人，严重时甚至会引发休克，危及生命。因此，保持腹部的温暖对于身体的健康十分重要。

为什么腹部受凉会出现上述症状，这是因为腹部的保暖有助于促进肠胃蠕动，帮助消化食物，避免因为寒冷而导致的肠胃功能紊乱。因此，腹部的温暖也有助于维护身体的血液循环，防止因为寒冷而导致的血液循环不畅。在日常生活中，我们可以通过穿一些保暖的衣服，比如兜肚、高腰裤、长袖衬衫等来保护腹部。在天气寒冷的时候，还可以使用热水袋、暖宝宝等物品来保暖。

总之，“腹不嫌过暖”这个说法提醒我们要注意腹部的保暖，从而维护身体的健康。当然，除了腹部，身体的其他部位也需要适当的保暖，如头部、脚部等，这样才能真正做到全面保暖，防止寒冷对身体造成的不良影响。

将全其形，先在理神

保养身体，首先在于调理心神，养心是第一位的。这是《刘子·清神》“将全其形，先在理神”，养生思想的精髓。

“将全其形，先在理神”这句话，是在强调身心健康中精神调理的重要性。这里的“形”指的是身体，“神”则是指人的精神、心态。它告诉我们，如果想要保持身体的健康和完整，首先需要关注和调理的是我们的精神状态。人的身体与精神状态是紧密相连的。一个心态平和、精神愉悦的人，往往能够拥有更好的身体状况，因为良好的心态有助于促进身体的正常运作，提高身体的免疫力，从而预防疾病的发生。相反，如果一个人长期处于焦虑、压抑、愤怒等不良情绪中，那么他的身体也会受到负面影响，可能会出现各种健康问题。

因此，保持身心健康的关键在于调理好我们的精神状态。通过培养积极的心态、学会管理情绪、保持乐观向上的生活态度，让自己的精神状态更加健康，从而带动身体的健康。

所以，“将全其形，先在理神”这句话是在提醒我们，要想保持身体健康，首先要从调理精神入手，让自己拥有一个健康、积极的心态。

眼为心灵之窗

“眼睛是心灵的窗户”这句名言是意大利文艺复兴时期画家达·芬奇从人物画的角度来说的。博厄斯也说：“眼睛是灵魂的窗户，人的才智和意志可由看出来。”我国民间也有“眼能传神”的说法。可见眼睛是五官中最灵敏的器官，透过一个人的眼睛，可以看到他的内心活动，知道他的喜怒哀乐。

眼睛是我们获取外界信息的主要渠道。通过视觉，我们能够感知到光线的强弱、色彩的斑斓、形状的各异，从而理解并适应环境。眼睛就像一扇窗户，让我们能够透过它看到外面的世界，获取知识和经验。眼睛也是我们表达情感的重要工具。当我们开心时，眼睛会放出光芒；当我们悲伤时，眼神会变得黯淡无光；当我们愤怒时，眼神会变得锐利而充满敌意。通过眼睛，我们可以传递出内心的喜怒哀乐，与他人进行情感交流。另外，眼睛还能反映出人的性格和品质。一个人的眼神可以透露出他的善良、真诚、勇敢或怯懦。因此，通过观察一个人的眼睛，我们可以初步了解他的内心世界和人格特质。

中医认为目为肝之窍，心之使，五脏六腑之精气，皆上注于目，“十二经脉，三百六十五络，其血气皆上于面而走空窍，其精气上走于目而为睛”，因而目与五脏六腑皆有密切关系。望目不仅可以望神，而且可诊察五脏病变。眼睛黑白分明，视物清晰，神采内涵是有眼神，虽病易治；若白睛暗浊，黑睛色滞，浮光外露，失去神采，视物模糊为无眼神，病较难治。目眦赤为心火，淡白为血虚；白睛赤为肺热，黄为湿热内盛；珠肿为肝火；眼胞皮红而湿烂为脾火；全目红肿为风热；目胞上下鲜明为痰饮，目胞色暗为肾虚。目窠肿为水肿初起征象，目窠内陷为脏腑精气衰竭；眼球突起多为瘿病。若瞳仁变色，眼生翳膜，视物不清，为内障、外翳等眼病。若见瞳仁扩大为肾精耗竭的危象；瞳孔缩小，多属肝胆火旺、虚火上扰或中毒。

综上所述，眼睛作为心灵的窗户，不仅让我们能够感知世界，还让我们能够表达情感、交流思想。而且，还是中医了解和判断五脏六腑疾病的一个窗口。我们应该珍惜并保护好自己的眼睛，让它们始终保持明亮、清澈，为我们带来更多的美好与快乐。

百病从脚起

千里之行始于足下，这句话告诉我们脚对于我们生活的重要性。双脚位于人体的最下面，人们每天用它来走路，承受着身体所有的重量，是最累的部位，也是人们最不重视的部位，还经常丑化它为臭脚丫子。

脚有无数的神经末梢与大脑紧密相连，与人体健康息息相关。从中医的角度讲，人体12条经脉中有6条通过足部，脚上的穴位占全身穴位的1/3之多，很多脏腑功能的变化都会反映在足部。而足底还有一个很重要的穴位就是涌泉穴，而涌泉穴属肾经，肾主一身之本。中医还认为脚为人体精气之源，双脚健康，经络传导才会畅通，气血才能顺利送往各个器官。因此可以说它是人体的“第二心脏”。并且它也是疾病的发源地，“诸病从寒起，寒从足下生”；脚还是人们衰老的重要标志，“树老根先枯，人老脚先衰”。

脚是人体各部位中离心脏最远的地方，血液流经的路程最长，加上地心引力的影响，血液回流时就特别费劲。而脚部又汇集了全身的经脉，如果脚部受凉，就会全身寒冷，机体抵抗力下降，疾病就可能乘虚而入。可见“百病从脚起”并非空穴来风，而是具有充分的理论根据。

由于足病从脚起，因此治病先治脚，足疗治百病，家喻户晓，深入人心，全国各地形形色色、大大小小的足浴馆应运而生。采用足疗的方法治疗疾病，不仅取得了满意的效果，而且获得了一定的经济效益。运用足疗可以治疗的疾病有以下几种。

1. 对痛经、色暗、血块、月经量少、乳腺结节的女性治疗。

2. 用于手脚冰凉、腿部水肿、腿部静脉曲张、寒性体质的女性治疗。

3. 用于肾虚腰痛、脾胃不和的人群治疗。

4. 用于颈椎病、腰椎病的人群治疗。

5. 用于头痛、失眠、记忆力减退、神经衰弱的人群。

6. 可以预防和改善血压高、风湿及关节痛、膝关节炎。

7. 促进腿部气血运行，防治痛风症。

8. 用于改善各种亚健康状况。

9. 用于消除疲劳。

10. 用于防治衰老。

足疗的运用范围很广，方法很多，常见的足疗方法有热水浴、温泉浴、药汤浴、按摩、艾灸、拔罐、敷贴穴位等方法，不仅可以血管扩张、加速血液循环，使脚部温暖舒适，还可以改善脚部皮肤达到缓解和消除疲劳，有利于快速入睡和提高睡眠质量。

胡辣汤

一位老乡开了个河南饭店，几次邀请我光临，昨天中午终于没有特别安排，决定去吃顿老家饭，喝碗胡辣汤，要了一盘水煎包，喝着吃着忆着，还是家乡的味道。我离开家乡四十多年，吃饭多是粤菜，尤其是在湛江，餐桌上摆满了海鲜，已经吃不出什么新鲜感了。由于很多年没有吃过胡辣汤，说心里话还是挺想它，这次有幸尝一尝，回味一下老家的味道是十分值得的。

很多外省人不知道胡辣汤是什么东西，其实胡辣汤是河南的一种特色饮食。它不仅是河南远近闻名的一个小吃，也是河南人喜吃乐饮的一个靓汤。胡辣汤是以胡椒为主要调料，以淀粉勾芡，内放肉丝、豆腐丝、海带丝、木耳丝、黄花菜、粉丝、大白菜丝等主要食材，味道鲜美，温中暖胃，酸辣开胃，营养丰富，适口宜人。如果喝上瘾了，肯定会回味无穷，念念不忘的。

我在没有当兵之前，由于经济条件所限，也不是经常能喝到这种靓汤，只能在赶集市、唱大戏时，才能喝上一碗。看到有卖胡辣汤的小摊，拿 2 角钱买上一碗，1 角钱买根油条，吃得津津有味，喝得流连忘返，饭后满身热乎乎的，十分舒爽。尤其是吃到碗里少有的几根五花肉丝和煎豆腐丝，满口生香，回味无穷，咀嚼良久都舍不得下咽。每当想起当年喝胡辣汤的感觉，现在还会有垂涎欲滴的样子。

我身边的很多人觉得河南没有什么特色饮食，河南没有什么出名的菜系，其实是他们不了解河南，不了解河南人的饮食习惯。山珍海味我吃遍了，吃多了也觉得不过如此而已。有时还是想念河南的胡辣汤、水煎包、火烧、烧饼、水饺及烩面。

望而知之谓之神

《难经》有段至理名言，世人皆知，中医人更是无人不晓，就是“望而知之谓之神，闻而知之谓之圣，问而知之谓之工，切而知之谓之巧”。神、圣、工、巧，代表了中医技能的四个境界，而望诊居首，是中医的一项绝技。我经过长期的临床观察体会，真是觉得望诊是最直观、最好掌握、最靠得住、最容易说明问题的中医诊法。

望而知之，在古代还有一个神奇的传说。据说在黄帝时代，有一位名叫长桑君的老人，看到客栈里一个小伙计非常勤劳、聪慧，十分喜爱。于是，他将小伙子叫到身边，从怀中拿出一本医书和一小包草药，并告诉小伙子，让他用清晨的露水，将草药送服，从此就可以看病了。小伙子依法而行，果然，一天之后，他即双目明亮，不仅可以穿墙看人，而且还能看清人体内五脏六腑的病变，名声大噪。这个小伙子就是闻名古今的名医扁鹊，他不仅双眼能透视诊病，而且医术超绝，医德高尚，至今尚为后人所传颂。

这个美丽的传说说明神医扁鹊具有望而知之的过人之处。其中的“望”是指通过观察患者的外在表现，如面色、舌苔、体态等，来推断病情病因，做出诊断，为治疗疾病提供辨证依据。这种望而知之的方法，其实是对中医医术的一种评价，同时也是对医术高超医生的赞誉。

健康是生活的出发点

健康是人类生活中最基本的需求之一，它直接关系到个体的身心健康及整个社会的发展和繁荣。健康是一切生活的出发点，只有保持良好的健康状态，我们才能真正享受人生的美好。

健康是实现人生目标和追求梦想的基础。想象一下，如果我们的身体长期处于亚健康状态或不健康状态，那么我们将很难有足够的精力去应对工作、学习或生活中的各种挑战。只有当我们拥有健康的身体时，才能够充分发挥自己的潜力，全力以赴地追求自己的梦想和目标。

只有健康才有助于提升我们的生活质量。拥有健康的体魄，我们可以更加愉快地享受生活中的美好时光，无论是旅游，还是与家人朋友的欢聚；无论是享受成功的乐趣，还是独自品味生活的点滴。健康让我们能够充分感受世间的美好，让我们的生活更加充实和有意义。

当然，一个健康的人不仅仅是身体健康，还包括我们的心理健康。一个健康的身体往往伴随着一个积极的心态。当我们身体舒适时，我们更容易保持乐观、开朗的心态，从而更好地应对生活中的压力和挑战。相反，身体的不适往往会给我们带来负面情绪，影响我们的心理健康。

因此，我们可以说健康是生活的出发点。它为我们提供了实现梦想的基础，提升了我们的生活质量。为了拥有一个更加美好的未来，我们应该珍惜并努力维护自己的身心健康。

久病无完气

“多病无完身，久病无完气。”出自明代文学家吕坤的一句名句。这里所讲的“气”指的是“元气”。中医学认为元气是人体最根本的，它禀赋于先天，根于肾，补于脾，是人体生命的源动力。元气充足则健康，元气受损则生病，元气耗尽则死亡。也就是说当人体健康时，元气充足，人的气息就会饱满有力；而当人体长期患病时，元气会受到损耗，导致气息变得虚弱无力。

在临床上，我经常碰到有人说，“这次病了一场，真是大伤元气”。看来身患大病重病，或长期患病的人，往往是疾病的影响，导致身体各项功能下降，新陈代谢减缓，从而会使得元气的生成和补充变得困难。同时，疾病还有可能直接损伤人体的元气，使其不断流失。因此，久病之人往往会出现气息短促、声音低微、容易疲劳等症状，这就是“久病无完气”的具体表现。需要注意的是，“久病无完气”并不是绝对的，因为人体的恢复能力和自我修复机制是存在的。在得到适当的治疗和调养后，久病之人也有可能逐渐恢复元气，使气息变得饱满有力。所以，对长期患病的人来说，积极的治疗和调养是非常重要的。

中医还强调“治未病”，防重于治的观点，通过保持良好的生活习惯、饮食均衡、适度运动等方式来增强人体的元气，从而预防疾病的发生。这样不仅可以避免“久病无完气”的情况出现，还可以提高人体的整体健康水平。

“久病无完气”是中医理论中对长期患病者气息虚弱状态的一种描述，提醒我们要重视疾病的预防和治疗，以及通过良好的生活习惯来增强人体的元气，提高免疫力，抵御外邪，预防疾病。

养生必须虑祸

北齐黄门侍郎颜之推在《颜氏家训》之“养生”篇中说：“夫养生者先须虑祸，全身保性，有此生然后养之，勿徒养其无生也。”这句话意思是养生的人首先应该考虑避免祸患，先要保住身家性命。有了这个生命，然后才得以保养其他；不要白费心思地去保养不存在的所谓长生不老的生命。

养生必须虑祸，是中医养生的智慧与远见。养生，即通过各种方法颐养生命、增强体质、预防疾病，以达到延年益寿的一种医事活动。其核心目标是提升生活质量，实现身心健康。然而，要实现这一目标，我们必须具备风险意识，充分考虑并预防可能对身体健康造成威胁的各种因素。

虑祸是养生的重要前提，也是未雨绸缪，防患于未然。人体在生命过程中，会受到各种内外因素的干扰和影响，如社会因素、家庭因素、环境污染、不良饮食、过度劳累、情绪波动等，这些都可能成为引发疾病的隐患。如果我们能够提前意识到这些因素的存在，并在日常生活中采取相应的防范措施，就可以大大降低患病的可能性，从而达到养生的目的。

养生要立足于现状，着眼于未来，不断调整和优化养生的措施和方法。即使我们采取了预防措施，也难免会遇到一些意外情况或身体的不适。在这种情况下，我们需要及时发现问题，并采取相应的应对措施，以避免病情恶化或产生更严重的后果。这就需要我们具备风险意识，时刻关注身体的状况，以便在出现问题时能够及时处理。

虑祸还有助于我们保持平和的心态。养生不仅关乎身体的健康，还涉及心理的调节。一个心态平和、情绪稳定的人，往往能够更好地应对生活中的各种挑战和压力，从而保持身心健康。如果我们能够虑及未来可能出现的困难和挫折，提前做好准备和规划，就可以在面临问题时更加从容不迫，减少焦虑和担忧。

综上所述，养生必须虑祸，这是因为养生本身就是一个需要谨慎对待、预防风险的过程。通过虑祸，我们可以更好地了解并应对可能影响身体健康的各种因素，从而实现养生的目标，提升生活质量、延年益寿。同时，虑祸也有助于我们保持平和的心态，更好地应对生活中的挑战和压力。

恃壮者易疾

“恃壮者易疾”出自清代申涵光《荆园进语》，这句话是指那些自恃身体强壮、健康的人，往往容易忽视身体的保养和疾病的预防，从而更容易得病。

我曾经说过，有的人身壮如牛，一段时间不见，听说已经卧床不起；有的人病病殃殃，却能活到八九十岁。因为身体很健康、很强壮的人，什么都不在乎，各方面都不注意，经常性的过度透支身体，如过度劳累、饮食不规律、酒色过度等，这些不良的生活习惯，往往会在不知不觉中侵蚀着人们的健康，使得身体逐渐受到伤害，甚至发生疾病。也有的人自恃身体强壮，在生病的时候，过分地依赖自愈能力，小病拖成大病；还有就是自恃身壮，过于自信而忽视疾病的严重性，不及时就医或治疗，导致病情恶化。

总之，“恃壮者易疾”这句话，旨在提醒大家，无论身体多么强壮，都应该注重保养和预防，保持健康的生活方式。同时，在生病时也要及时就医，听从医生的建议，避免因为自大而耽误了治疗。只有这样，我们才能真正地保持身体的健康和强壮。

心病最难医

“心门最难开，心坎最难过，心病最难医，心魔最难除。”可见心病是世界上最难治的疾病。

心病之所以被认为是最难医的，主要源于其复杂的心理和情感层面。心病通常指心理问题或情感问题，而非传统意义上的身体疾病。这些问题涉及个体内在的思想、情绪、价值观及对外界环境的感知和反应，因此具有高度的复杂性和独特性。心病是一种心理疾病的表现，表示心理上的困扰或心理健康问题，如抑郁症、焦虑症、精神分裂症等。患者可能会出现过度焦虑和担心、不安感、害怕和恐惧、心动过速、呼吸困难、睡眠质量下降等症状。

心病的治疗需要深入了解患者的内心世界，包括其思想、情感、经历等。这要求治疗者具备丰富的心理学知识和敏锐的观察力，能够准确把握患者的心理状况。然而，由于个体的内心世界是复杂而多变的，因此治疗者往往需要花费大量时间和精力来建立信任关系，深入了解患者的真实想法和感受。

心病的治疗还需要综合运用多种方法和手段。与身体疾病不同，心病的治疗无法简单地通过药物或手术来解决。而是需要综合运用心理咨询、心理治疗、药物治疗、社交支持等多种方法，以全方位地解决患者的问题。然而，这些方法的运用需要高度的专业性和技巧性，且治疗效果往往因人而异，难以预测。

此外，心病的治疗还受到患者自身因素的影响。患者对于治疗的态度和配合程度直接影响治疗效果。一些患者可能对治疗抱有疑虑或抵触情绪，导致治疗难以进行；而另一些患者则可能因为缺乏自信或坚持不够，导致治疗效果不佳。因此，心病的治疗往往需要长期坚持。与身体疾病不同，心病的治疗并非一蹴而就的过程。

它需要患者和治疗者共同努力，通过长期的咨询、治疗和支持来逐渐改善患者的心理状况。然而，生活节奏的加快和社会压力的增大，许多人往往难以长期坚持治疗，导致心病反复发作或难以根治。

综上所述，对于心病的治疗需要更加细致、耐心和专业的态度和方法。

神恬心清则形无累

“神恬心清则形无累矣”出自《御选明诗·清神》，是在阐述一种内在精神状态与外在身体健康之间的深刻联系。这句话的意思是精神宁静、心情清净时，我们的身体就不会受到过度的负担和劳累。

“神恬”指的是精神安宁、平静无扰的状态。当我们处于这种状态时，思维清晰，情绪稳定，能够冷静地面对生活中的各种挑战和变化。这种状态有助于我们做出明智的决策，避免因情绪波动而带来的负面影响。

“心清”指的是心灵清净、无杂念。一个内心清净的人，能够摆脱世俗纷扰，专注于自己的内心世界，从而更容易找到生活的真谛和意义。同时，心清也有助于我们保持身体健康，因为心灵的纯净能够影响身体的健康状态。

“形无累”则是指身体没有负担和劳累。当我们的精神和心灵都处于一种宁静、清净的状态时，我们的身体就会得到充分的休息和恢复，不会感到疲惫和劳累。这种状态下，我们的身体也会更加健康、有活力。

因此，“神恬心清则形无累矣”这句话是在告诉我们，要想保持身体健康，不仅要注重外在的锻炼和保养，更要注重内在的精神修养。只有当我们的内心真正达到一种宁静、清净的状态时，我们的身体才能得到真正地放松和恢复。

欲得长生，肠中常清

汉代王充在《论衡》一书中写道："欲得长生，肠中常清；欲得不死，肠中无滓。"就是讲究每日通行大便，或多通大便，以求健康长寿。晋代葛洪在《抱朴子》中指出："长生要清肠，不老须通便。"唐代名医孙思邈也说过："便难之人，其面多晦。"可见，我们的祖先很早就认识到"粪毒"对健康的危害。想健康长寿，就应当经常清除体内废物，保持肠道排泄顺畅。

在中医理论中，肠道被认为是身体的"第二大脑"，其健康状况与整体健康密切相关。如果肠道内积聚了过多的废物和毒素，就会导致身体各种功能的紊乱，从而引发各种疾病。因此，保持肠道的清洁和通畅，是维护身体健康的重要一环。

为了保持肠道清洁，我们可以采取一些具体的措施，如增加膳食纤维的摄入，保持饮食的均衡和多样性，多喝水，定期排便，避免长时间坐着等。此外，还可以通过一些自然的疗法，如按摩腹部、进行适当的运动等来促进肠道的蠕动和排泄。必要时采用中医中药调理，清热通便、化浊通便、行气通便、润肠通便、益气通便、温肾通便等方法进行治疗。

总言之，"欲得长生，肠中常清"就是提醒我们，要想健康长寿，就需要关注肠道健康，保持肠道的清洁和通畅。

酒是烧身硝焰

酒色财气是四大不良品德和习气，古时候称之为人生四戒，嗜酒冠其首，可见酒的危害性有多大。民间“酒是烧身硝焰”的俗语，揭示了乙醇对身体健康的潜在危害。硝焰通常指燃烧的火焰，用“烧身硝焰”来比喻酒，形象地表现了乙醇对人体具有伤害性和破坏性的一面。

摄入乙醇后，会在人体内进行一系列生化反应，对身体的多个系统产生影响。过量饮酒会损害肝脏、心血管系统、神经系统等多个重要器官，甚至可能导致酒精中毒、酒精性肝炎、脂肪肝、肝硬化、癌症等严重疾病。这些影响都是长年酗酒，日积月累而成，因此酒被称为“烧身硝焰”，意味着它像火焰一样燃烧着我们的身体，逐渐侵蚀着我们的健康。

饮酒对社会、家庭和个人的危害也是很大的，正如“酒谚”所言：“一杯酒，一桶油；一顿饭，一头牛。”“公费喝酒天天醉，喝坏党风喝坏胃，喝得老婆直掉泪，喝得干群感情退。”可见“酒是烧身硝焰”“酒是穿肠毒药”的说法，比喻的是恰如其分、有根有据。这一说法，旨在提醒人们要适度饮酒或戒酒。虽然适量饮酒，在某些情况下可能带来一些益处，但总体上，过量饮酒的危害是不容忽视的。人们应该充分认识到过量饮酒的潜在风险，合理控制自己的饮酒量，以免对身体造成不可逆转的损害。

总之，“酒是烧身硝焰”，既是对乙醇危害的一种形象描述，也是提醒人们重视饮酒对身体健康的影响。因此，为了你的健康，请尽量少量饮酒或不饮酒，对于有基础病者，一定要遵医嘱，及时果断地戒酒，保护自己的身体健康。

放下执念是智慧

我曾接诊过一个离异患者，心烦失眠，精神萎靡，甚至有轻生念头，其实质问题是对过去夫妻之间的恩恩怨怨放不下，离婚并没有消除她心里的执念。倘若放下执念，也用不着看病吃药，什么问题都会迎刃而解。

放下执念说起来容易做起来难，它是人生态度的一种智慧体现。在人生的路上，我们常常会遇到各种挫折和困难，如果一味坚持自己的执念，就会陷入困境，无法自拔。而我们要有勇气面对现实，接受变化，并灵活调整自己的方向。当放下执念时，我们的心灵会变得更加宽广和宁静，还可以更加清晰地看到问题的本质，找到更好的解决方案。

智慧能让我们在面对复杂问题和事情时，能够做出迅速、正确地认识和判断，并具有解决问题的能力。它能帮助我们看清事物的本质，找到解决问题的最佳途径。当我们对某件事或某个人抱有过于强烈的执着时，往往会陷入一种无法自拔的境地，这种执念可能会让我们忽视其他更重要的东西，甚至让我们在追求的过程中失去自我。当我们勇敢地放下执念，就能够以更宽广的视野看待世界，不再被单一的念头所束缚。这样，我们就能够更好地应对生活中的各种挑战，抓住更多的机遇。同时，放下执念，也能够让我们更加专注于自己的内心成长，提升自我修养，实现更高的智慧境界。

因此，放下执念，让我们在人生的道路上更加从容、淡定，享受更加美好的人生。让我们更好地把握机会，避免因为执着于一条道路而错过其他更美好的风景。要学会放下执念，勇敢地面对现实，灵活调整自己的方向，相信未来一定会更加美好！放下执念，其实也是一种内心的解脱和释放。

说实在话，你的执念都是无用的，只会遮蔽你的双眼，让你没有办法注意到近在眼前的美好。它只会害了你，让你沉溺在痛苦和失落中，苦苦挣扎，却始终因为得不到而倍感折磨。人生只能把握在自己手里，没有人能够替你做主负责，如果连你都不好好对待自己，别人自然也会轻贱你。

人生在世，健康快乐才是最重要的，然后才是为了实现自己的人生价值而努力奋斗。生活如此美好，应该把心放宽一点，去追求更广阔，更有意义的东西。不必总是追寻一些注定没有结果的人和事，更不要再继续敲打一扇为你紧闭的大门，而是主动走向那扇打开的窗。往后余生，请放下执念，知足常乐，善待自己，才能过得幸福快乐。

到大自然中去放飞心情

每逢休息，我都会远离喧嚣的城市，到田园、山野、森林、海滩去看看，到大自然中去，能够放飞自我，放松心情，让一周的疲惫和压力随风而去。说实在话，大自然有着神奇的治愈力量，当我们身处大自然里的时候，可以感受到清新的空气、美丽的风景和宁静的环境，这些都有助于缓解压力和焦虑。此外，大自然还能让我们暂时忘记繁忙的生活和工作，放松身心，回归内心。所以，到大自然中去放飞心情，感受大自然的怀抱，让心灵沐浴在阳光与清风中，沉浸在宁静与美好之间，真可谓是人生一大快事。

在大自然中放飞心情，呼吸着自然界中的清新空气，这些洁净清新的空气中含有大量负氧离子。这些负氧离子在医学上被誉为空气中的“维生素”，能够有效分解和减少空气中的有害气体，让人感觉头脑清醒，精神爽快，还有增强皮肤弹性，缓解衰老，预防和改善呼吸系统疾病及心脑血管病，并有降低血压、增加食欲、调节机体生理机能的作用。

在大自然中我们能看到一望无际的绿色植被，绿色的植物和树木不仅为环境增添了生机，美化了环境，还能产生氧气，净化空气，并且帮助我们放松身心，降低心率和血压，减轻压力感。倘若能在此放声高歌一曲，真是美在心里，爽到天上。

到大自然中还可以聆听到鸟语、风声、溪流声、海涛声等，这些韵律是天作而成，非常纯净，很少杂音，会给人带来欢快和轻松的感觉。并有助于分散注意力，让人们暂时忘记烦恼，缓解压力。在大自然中还可以尽情享受阳光的温煦和沐浴，阳光不仅为大自然提供能量，还能促进人体合成维生素 D，增强免疫力。同时，阳光的温暖和明亮能够提升人们的快乐心情，减轻压力。在阳光中放飞自己，可以给心灵一缕阳光的拥抱。

大自然还有很多优美的景观，如山脉、湖泊、海浪、沙滩等，可以让人感受到大自然的鬼斧神工、壮丽画卷和天成乐章。这些美景能够激发人们对生活的热爱和向往，从而减轻压力，放松心情，给人一种遍历山河，不枉此生的感悟。

总的来说，自然环境中清新空气、绿色植被、自然音乐、阳光和美轮美奂景色等元素，都对放飞自我，陶冶情操，减轻压力非常有益。如果你感到压力较大，不妨走出去，亲近大自然，享受它所带来的放松和宁静，潇洒生活，畅怀大笑，让生活充满阳光，让心里充满快乐。

睿智的人看得透

睿智的人之所以看得透，是因为他们通常具备深厚的学识、丰富的经验和敏锐的洞察力。他们善于从多个角度思考问题，能够透过现象看本质，不被表面现象所迷惑。同时，睿智的人往往能够保持冷静和客观，不被情绪所左右，从而更加准确地把握事物的本质和规律。

睿智的人善于对问题进行深入思考，不满足于表面的答案，而是追求更深入、更全面地理解。睿智的人能够保持冷静和客观，不被情绪左右，能够理性地分析问题和做出决策。他们具备开阔的视野和广博的知识面，能够从多个角度和层面思考问题，避免片面和狭隘。睿智的人拥有强烈的学习欲望和学习能力，他们不断地学习新知识、新技能，以适应不断变化的世界。他们擅长与人沟通，能够倾听他人的意见和看法，并表达自己的想法和观点，以建立良好的人际关系。睿智的人具备独立思考的能力，他们不盲从、不随波逐流，能够根据自己的判断和理解做出决策。他们面对困难和挑战时，能够保持坚韧不拔的精神和毅力，不轻易放弃，而是努力寻找解决问题的方法和途径。

要想成为一个睿智的人，必须保持一颗好奇的心，不断地学习新知识、新技能。通过阅读、参加课程、交流等方式，不断拓宽自己的知识面和视野。遇到问题或挑战时，不要急于求成，而是要进行深度思考。尝试从不同的角度和层面分析问题，探索其本质和规律。要定期对自己的行为和思想进行反思和总结，找出自己的优点和不足，明确下一步的努力方向。遇到问题时，保持冷静和客观，不被情绪左右。学会理性地分析问题和做出决策。要不断拓宽社交圈子，与不同领域、不同背景的人交流，了解他们的想法和观点，从而拓宽自己的视野和思维方式。要培养自己独立思考的能力，做到不盲从、不随波逐流，根据自己的判断和理解做出决策。

同时，也要尊重他人的意见和看法，保持开放的心态。面对困难和挑战时，保持积极的心态和乐观的态度。相信自己的能力，勇于尝试和突破。

我相信只要不断努力，积极向上，一定会使之成为一个睿智的人，拥有更开阔的视野、更深刻的思维能力，能够准确地把握事情的本质，看透世间的一切问题，与世无争。

人生只需求小满

小满是二十四节气中的第八个节气，也是与气候变化与农耕生产有关的重要节气。

其实小满还是一个极具人生智慧的词语，它蕴含着前人深邃的哲学思考和生活智慧。众所周知，世间万物多一分则满，少一分则亏，唯有将满未满的小满，才是处于不满也不亏状态。这种“将满未满”时间段，是前人对事物发展规律的深刻洞察和高瞻远瞩。当事物在达到顶峰之前，总是有一个积累和发展的过程，就是这种“小满”状态，既不过于满溢，也不显得空虚，一切都恰到好处。

小满还是前人中庸之道和人生智慧的具体体现。“满招损，谦受益”，太满，会招致损失；不满，则徒留遗憾；小满，才是最好的人生状态。万事万物，掌握一个小满的尺度，才能活出“圆满”的淡定与从容。做人如果过于自满和骄傲，将会导致损失和失败；只有保持谦逊和低调，才会带来好处和成功。因此，无论在何时何地，都应该保持谦逊和低调的小满状态。

小满既让人心有所戚戚，也令人生有所期待，放在生活里就是一种小确幸。酒饮半酣正好，花开半时偏妍。世间万事万物都有一定的量度，这个量度就是“半”，酒饮半醉，花看半开，方是人生最佳境界。因此，我们应该遵从自然界发展的规律和节奏，顺应自然、尊重规律，不要强求，不要妄为。保持小满状态，脚踏实地，稳步前行。

闲来轻笑二三声

几天前看到同学在朋友圈中转发唐代李涉《题鹤林寺僧舍》里的“淡看人间三千事，闲来轻笑二三声”，激起我对“闲来轻笑二三声”的关注和认同。

其实“闲来轻笑二三声”，是一种生活态度。当我们处于忙碌或紧张状态时，很容易被各种情绪和压力所困扰。此时此刻，忙中偷闲，找一个闲暇时间，静下心来，想想开心事，想想美事，轻松为之一笑，面部的肌肉得到松弛，心情得到放松，情绪得到调整，压力得到缓解。这种笑容不仅能让自己感到愉悦，还能传递给他人，让周围的人都感受到一种温暖和积极的气氛。所以，闲来轻笑二三声，不仅是对自己的一种关爱，也是对他人的一种积极情感传播，一种爱的贡献。

闲来轻笑对缓解压力具有一定的科学依据，当我们笑时，大脑会释放内啡肽、多巴胺等“快乐荷尔蒙”。这些化学物质能够提升我们的情绪，减轻疼痛感，甚至在一定程度上减少身体的应激反应。它们像天然的抗抑郁物质一样，帮助我们抵消压力带来的负面影响。笑声不仅具有生理上的益处，还是一种强有力的心理调节工具。它能够改变我们的心理状态，将我们从紧张、焦虑的心理状态转为更加放松和愉悦的状态。笑声还可以分散注意力，让我们暂时抛开烦恼，从而减轻压力的感受。面带微笑还是一种有效的社交互动方式，当我们与他人一起分享笑声时，能够增进人际关系，减少孤独感和焦虑。这种积极的社交互动能够提升我们的情绪状态，进一步缓解心理压力。

有时候笑声能够启发我们的创意思维，帮助我们找到解决问题的新途径。通过幽默和轻松的视角看待问题，我们能够更加灵活地应对困境，减少负面情绪的影响。另外，大笑还能够促进身体的血液循环和呼吸，增强免疫系统的功能，从而帮助我们更好地应对压力和挑战。

因此，闲来轻笑不仅是一种愉快的体验，更是一种有效缓解压力的方式。这是因为它在生理、心理、社交和创造性思考等多个层面都产生了积极的影响。这种简单而愉悦的行为，不仅能够帮助我们缓解压力，改善心情，还能提升我们的生活质量。这样的好事，不用花钱就能受益匪浅，闲时哈哈笑它二三声，何乐不为呢！

养生必须慎用药

人的身体健康至关重要，养生的目的就是为了无病无痛，健康长寿。中医认为，人体之所以健康是阴阳平衡的结果，如果人身之气出现偏盛偏衰，即盛者有余，衰者不足，盛者克制，衰者受侮，遂使阴阳平衡失调，阴阳不和，就会产生疾病。此时，中医会运用中药（草木金石）的药性之偏，来调整人体气之盛衰，使盛者泻之，衰者补之，以达到平衡协调，阴平阳秘，则疾病就会消除。以药物气性之偏，纠正人体阴阳之偏，使药性与疾病丝丝入扣，此是中医用药治病的根本大法，实乃中医药理之金科玉律。

药物虽然可以补偏救弊，治疗疾病，倘若使用不当就会导致疾病的发生，或加重病情，甚至有致命的危险。因此，治疗疾病，能食疗就不要用药疗，能用单方治疗就不要用药物治疗。即使用药物治疗，也要辨证论治，并注意中病即止，恰到好处。俗话说得好，“是药三分毒”，任何药物都会有不良反应，甚至会导致药源性疾病。尤其是那些动不动就吃药的人，必须谨慎使用，每个人的体质、年龄、性别和生活习惯都不同，药物的选择和使用必须因人而异，辨证施治，对症下药，最好在医生的指导下进行。

现在很多人，尤其是一些中老年人，很容易受保健品推销人员的忽悠，滥用保健药品的情况十分严重。这些人买了各种各样的保健药品、维生素一大堆，不少人把保健药品当饭吃，一日三餐，从不耽误；更有甚者，平常没病，硬是要服用一堆药物来调理身体，一旦生病便不管三七二十一，就服用多种药物。这些药物会引起不良反应，对肝肾功能造成伤害，还会引起人体的阴阳失衡。药物是用来纠偏的，是药物都有偏性，以此偏纠正彼偏，其偏性越大则毒性就越大。人们所吃药物如果应用不当，就会反受其害。这就是我们常说的药物应用不当，人参也是毒药的原因。再者，“大毒治病，十去其六”，“无毒治病，十去其九……食养尽之”，意思是说人体生病了，药物治疗要中病即止，不可过剂，疾病后期要以食疗进行调养。中医治病强调食疗，民间有句话叫“三分治，七分养”，食疗也是这“七分养”的含义之一。战国时期名医扁鹊就对食疗有精辟的论述：“君子有病，期先食以疗之，食疗不愈，然后用药”。

我认为平时只要调整好自己的情志、饮食，顺应四时，真正有病时稍微用点药物就可调整过来，好刀用在刀刃上，关键时候要发挥药物的作用。因此，切记药物有纠偏作用，但并非万能，有些疾病可能无法完全依赖药物来治愈，而是需要通过调整生活方式、饮食习惯和心态等多种因素来综合调理。因此，在养生过程中，我们需要谨慎对待医药，避免滥用药物，同时注重对饮食、运动、情志等方面的调理，以保持身体的平衡和稳定。

养生也不仅仅是为了预防疾病，更是为了提高生活质量，让我们拥有更健康、更快乐的生活。所以，在养生过程中，需要综合考虑多种因素，制订个性化的养生方案，让身心得到全面地呵护。

善忘也是养生

善忘，是一种境界，是一种佳境，也是人生最高级的一种智慧。善忘并不是健忘，善忘是选择性地忘记不该记住的东西，健忘是把该记、不该记的全部忘记了。善忘与养生息息相关，因为善忘的人，心里留不住杂念，没有烦恼和忧伤，往往更容易快乐，活得更加逍遥自在。

善忘可以帮助我们减轻心理负担。在日常生活中，我们总会遇到一些不如意的事情，遇到一些小人作祟，如果总是耿耿于怀，就会让我们的心灵承受过多的压力。人生不论多么不如意，都不要老记挂着。有些人一直沉溺在自己的忧伤往事中，不能自拔。让自己的心灵一直浸泡在痛苦中，情绪很糟，身累心更累。甚至于因此抑郁、心烦、失眠、脱发，严重者会出现结节、肿瘤，精神上可见疯疯癫癫，语无伦次。自己患病痛苦不说，还给家人增添负担，让别人看笑话，真是得不偿失。因此，把那些不愉快的事、不愉快的人忘掉，是一种放下，一种释怀，它能让我们从过去的阴影中走出来，保持心灵的宁静和平和。

善忘有助于我们保持身体健康。俗话说“心宽体健”，善忘的人往往心态平和，气血通畅，身体自然也会更加健康。而且，善忘的人不会因为纠结于过去的事情而影响食欲和睡眠，这也是保持身体健康的重要因素。善忘的人会忘记一切负能量，因为负能量的东西，损耗人的精气神。人生的能量，不应该浪费在一些毫无意义的事情上，应该把精力放在干正事、善事、义行上面来。人生虽然不能处处有阳光，但你的笑容，一定要为有意义的活动而绽放。为了身心健康，请选择性地善忘，远离负能量的东西，让快乐和健康充满在生活的方方面面。

善忘也是人生的一种智慧，它让我们更加珍惜当下，过好每一天。生活中难免有起起落落，人生的路上有苦有乐，苦乐相伴。就像自然界有太阳，也会有乌云一样。善忘也是放下乱七八糟的事，正如郑板桥说的那样“难得糊涂”，要糊里糊涂地过日子，不要在乎太多本不该属于自己的东西，对社会上的人和事不必太过较真，因为天塌下来有高个子顶着，更不要让过去的烦心事把你的好心情扰乱。当我们不再纠结于过去的遗憾和痛苦时，就能更加专注于眼前的生活和未来的希望。这样，我们就能更加珍惜每一个当下，享受生活中的每一个美好瞬间。善忘让我们放下包袱，轻装上阵，去面对生活中的挑战和困难；能让我们更加从容地面对人生中的起伏和波折，保持一颗平和、豁达的心态。

由此可见，善忘不仅是一种养生方法，更是一种人生态度。它能帮助我们减轻心理负担、保持身体健康。珍惜当下，面对挑战，让我们的人生更加美好和充实。做一个简单善忘的人，不为无聊的琐事生气。用别人的错误惩罚自己，是最不聪明，最不值得的事。把快乐牢牢记住，把烦恼抛在脑后，这才是人生最正确的选择。

爱自己，从保持健康开始

爱自己并不全是吃香的喝辣的，也不全是去做美容养颜、瘦身减脂，更不是去买高档奢侈品，而是保持自己的身心健康。爱自己并不是自私的表现，如果一个人连自己都不爱护，还会有资格有能力去爱护他人吗？过去我们常说："身体是革命的本钱"，如果没有身体健康，还有什么本钱去为别人服务呢？因此，爱自己不仅要从内心深处关心自己的每一个方面，还要把健康作为最重要的一个环节。保持健康，不仅能让我们的身体更加强壮，还能让我们的心灵更加愉悦。

想象一下，如果我们身体不好，经常生病，那么我们就无法充分享受生活中的美好时光，无法去追求自己的梦想和目标。身体一天到晚不舒服，就没有心思去工作和学习，没有心情照顾好自己的家人和朋友，没有精力去完成自己的心愿，没有能力去创造财富。只有拥有健康的身体，才可以让我们更有活力地面对每一天的挑战，更有信心去实现自己的理想，才会让自己在社会各行各业、方方面面都能出彩。保持健康更是一种对自己的尊重和爱护，我们每天都付出很多努力，如果连自己的身体都照顾不好，那又怎么能说自己是真正爱自己的呢？

所以，爱自己，从保持健康开始吧！无论是注意饮食、锻炼身体，还是保持良好的心态，都是对我们自己最好的呵护。让我们一起努力，戒除不良习惯，管住嘴，迈开腿，成为更健康、更快乐的自己吧！

夏天开背，人活百岁

俗话说“夏天开背，人活百岁。”民间还有传言“背薄一寸，命长十年，养好背等于养好命。”这些经验之谈，充分说明了夏天开背的方法，在养生保健中具有十分重要的作用。

在中医看来，夏天是阳气最旺盛的季节，也是身体排毒的最佳时期。而背部则是身体的“阳脉之海”，背部的督脉经总督一身之阳经；背后的膀胱经上则有人体五脏六腑相对应的俞穴，这些俞穴是运行气血、联络五脏六腑的通路。适当刺激背部经络俞穴，可以起到振奋五脏六腑阳气的作用，疏通经络，祛除体内寒湿，还有促进背部经络的排毒、排汗的功能。

我们的身体内积聚了一个冬天的寒湿、毒素和浊气，而夏天正是排毒养颜的好时节。背部作为身体的重要部位，通过开背，如艾灸、搓背、捏脊、拔罐、按摩、推背、晒背等，可以加速身体的代谢和排毒，帮助身体排出多余的垃圾和毒素，让身体更加健康。夏天开背还可以畅通身体气机、升发阳气、行气排湿、活血通络，从而达到冬病夏治及预防疾病的效果。此外，夏季开背还可以增强身体的免疫力和抵抗力，提高身体的自我修复能力，从而延缓衰老，达到长寿的效果。

总之，“夏天开背，人活百岁”这个说法具有一定的科学依据，它体现了中医养生的智慧和理念。但是，我们在夏季开背时也要注意适应证和禁忌证，选择适合自己的方式和方法，避免过度刺激和损伤身体。

上病下取，下病上取

有人说“现代医学是头痛医头，脚痛医脚”，这的确是事实。而中医恰恰相反，采用的是“上病下取，下病上取”治疗方法。这种方法始见于《黄帝内经》，具有两千多年的历史，是中医的一种独特而有效的治疗方法。它的基本理念在于人体是一个有机的整体，各个脏腑组织器官通过经络相互联系、相互影响。所以当某一部位出现病症时，可以通过调节其他与之相关的部位来达到治病的效果。

“上病下取”意味着当上部（如头面、上肢等部位）出现病症时，可以从下部（如下肢等部位）选取相关的穴位或脏腑进行治疗。这是因为人体的经络系统是相互贯通的，上下部之间有着密切的联系。通过调节下部的相关穴位或脏腑，可以影响上部的病症，达到治疗的效果。例如，口腔溃疡可以采取清小肠火的方法治疗，口臭可以采取通腑泻下的方法治疗，口腔疾病还可以中药外敷足底涌泉穴的方法，这些都是上病下治方法的临床应用。

“下病上取”则是指当下部（如躯体下部、下肢等部位）出现病症时，可以从上部选取相关的穴位或脏腑进行治疗。这是因为中医认为，人体的气血运行是上下循环的，当下部出现病症时，可能是上部的气血运行不畅所导致的。因此，通过调节上部的相关穴位或脏腑，可以促进气血的畅通，从而缓解下部的病症。例如，治疗痔疮采用挑治唇系带督脉经反应点的方法；治疗大便秘结采用宣通肺气的方法等。

“上病下取，下病上取”的治疗方法，体现了中医的整体观念和辨证施治原则，它强调了人体各部位之间的相互联系和相互影响，以及在治疗过程中需要综合考虑各种因素，以达到最佳的治疗效果。中医的治疗方法虽然十分神奇，多种多样，但需要在专业医生的指导下进行，以确保安全和有效。

湿气太重，全身是病

湿气是中医的概念，它既是一个致病因素，又是一个病理产物。湿气来源于饮水过多，居住潮湿之地，长夏梅雨季节，水湿侵袭人体排不出，这是外湿。脾胃虚弱，健运失职，中焦不通，水湿不能运化，湿气停留体内，此为内湿。另外，还有肺失通调、肝失疏泄、肾失温化、三焦不通等脏腑功能失调，水湿代谢功能紊乱，也会导致湿气内停。湿气太重，无法排出体外，湿邪重浊黏滞，就会给身体带来一系列问题，产生很多疾病，所以有“湿生百病”之说。

湿气过重常见的病症，是影响脾胃的功能，导致消化不良、腹胀胸闷，食欲缺乏，大便黏滞不爽、小便短赤、舌苔黄腻或白腻等问题。同时，湿气还可能阻碍气血运行，使身体容易出现肢体重着、活动不利、疲倦乏力，关节沉痛等症状。湿气重在临床上分为寒湿和湿热两种，如果是寒湿可以出现腹痛、腹泻，但不会很明显，小便也会出现短少；如果是湿热可以出现腹痛、腹泻明显、肢体困重、活动不利、大便不爽、小便短赤等。湿气经久不愈，还是导致单纯性肥胖、高脂血症、高血压、糖尿病、慢性支气管炎、结节、囊肿、脂瘤等症病的因素。此外，湿气还可能引发一些皮肤问题，如湿疹、皮炎等。

因此，保持体内的水分平衡非常重要。平时可以注意饮食调理，多吃一些具有利湿作用的食物，如冬瓜、扁豆、薏苡仁、赤小豆、茯苓、土茯苓等。也要避免饮食生冷冰冻食品，以免损伤脾胃，产生内湿。同时，还要加强运动锻炼，促进身体新陈代谢，有助于排出体内多余的水分和湿气。

如果身体一旦出现了一些湿气过重的症状，尤其是产生一系列的疾病，建议及时就医，寻求专业的中医师治疗和调理，中医对湿气过重的治疗方法很多，如芳香化湿、祛风除湿、利水化湿、行气化湿、健脾祛湿、温化寒湿、清热化湿、祛湿化痰等，需要进行辨证论治。当然，保持身体内环境的平衡比什么都重要，只有不断清除体内多余的湿气，才能远离各种疾病的困扰，保持身体健康。

大黄救人无功，人参杀人无过

“大黄救人无功，人参杀人无过”，这句谚语响亮有力、朗朗上口。它用大黄作比较，鲜明犀利无比，使人难以忘怀。对于滥用补药的庸医或患者，也是一副最好的清醒剂。

大黄是一种中药，具有攻下积滞、清泄湿热、泻火解毒、凉血止血、活血祛瘀等功效，由于攻下峻猛，又有将军之称。在有其适应证的情况下使用大黄，可以救人于危难之中。然而，由于大黄的药性较为峻烈，使用后可能会引起腹泻等不适症状，因此即使大黄能够救人，人们也往往因为其不良反应而忽视其功劳。

相比之下，人参是一种贵重的滋补药材，具有多种保健和治疗作用，而且还是急救常用之药，具有益气固脱，回阳救逆的功效。民间有关人参的传说很多，把它视为神药。然而，如果人参使用不当或过量使用，也可能导致不良反应，如心烦、失眠、血压升高等，甚至危及生命。但由于人参的滋补形象深入人心，人们往往更容易看到其正面的效果，而忽视其可能带来的风险。

人们在评价事物时往往带有主观性和偏见，这就是所谓的先入为主现象。这句谚语告诉我们，在任何情况下，都不要因为事物的某些特点或形象，而忽略其真实价值或潜在风险。在对待任何事物时，我们都应该保持客观和理性的态度，深入了解其本质和特性，才能做出正确的判断和决策。

虽然中药中的大黄和人参有其独特的疗效，但在使用时仍需谨慎。用好了是良药，用错了是毒药。因此，无论是使用滋补药，还是使用其他的药物，都应该在专业医师的指导下，根据个人的体质和病情，选择合适的药物和剂量。切勿盲目自行使用，更不要以讹传讹，以免发生不必要的风险。

手　麻

经常遇到一些患者说，睡醒后会出现手麻现象。这可能是因为长时间保持一个姿势，导致血管受到压迫，使得流经手部的血液量减少，从而引发手麻。也有些手麻是颈椎病影响到中枢神经，导致神经障碍，进而引发手麻。还有可能是腕管综合征而导致的手麻，这是腕部黄韧带增厚或者腕管内容物增加，导致正中神经受压，进而出现手麻的情况。此外，糖尿病并发末梢神经炎、心脏缺血、脑梗死、脑出血后遗症等也可能导致手麻。

手麻是一个临床表现，对人们的生活质量会造成一定的影响。因此，出现手麻的患者，首先要查明病因，采取针对性地治疗。对于长时间保持同一姿势引起的手麻，应避免长时间保持同一姿势，尤其是那些需要长时间使用手部和腕部活动者，比如打字、玩游戏等。每隔一段时间就站起来活动一下，伸展一下手臂和手指，促进血液循环。并注意调整姿势，无论是坐着还是站着，都要保持正确的姿势，避免压迫到手部神经。例如，坐着的时候，尽量让手臂自然下垂，不要长时间压在桌子上。另外，保持适当的运动也很重要。定期参加一些手部运动，如手指操、手腕操等，可以加强手部和腕部的肌肉力量，减少手麻的发生。此外，还有一些日常注意事项可以帮助预防手麻。比如，避免长时间佩戴过紧的手表、手镯等，避免手部受到过度的压力。同时，注意手部的保暖，避免长时间暴露在寒冷的环境中。

如果你经常感到手麻，调整姿势后无好转，应该去医院进一步检查，查查病因，看看是否有其他潜在的健康问题，如脊髓性颈椎病、糖尿病末梢神经炎等。医生可以根据你的具体情况给出更专业的建议和治疗方案。中医多认为手麻是脉络受阻，气血失荣所致，治疗方法有补益气血、温经通络、活血化瘀、通络化湿、痰瘀同治等，医生会根据辨证结果予以针对性的治疗。

睡觉是养生第一大补

俗话说“药补不如食补，食补不如觉补”。古人说“服药百裹，不如独卧”。这均说明了睡眠对我们的身体健康和精神状态具有至关重要的作用，并已被列为养生的第一大补。

睡眠是人体的活力之源，它可以提高人体免疫力，促进生长发育，有助于防癌，更是最便捷、最省钱的美容方式。良好的睡眠还有助于身体恢复和修复，睡觉时身体会释放生长激素，有助于修复和生长组织，特别是肌肉。有专家研究发现，睡眠时人体内产生一种称为胞壁酸的睡眠因子，可促使白细胞增多，巨噬细胞活跃，肝脏解毒功能增强。在熟睡中免疫系统不受干扰，可以更好地完成对机体的修复工作。所以，良好的睡眠，是使身体得到修复的必要条件。它不仅能消除疲劳，恢复体力，维持大脑正常的生理功能；还能增强人体免疫力和疾病自愈力。可见健康的体魄，是来自高质量的睡眠。

睡眠对大脑功能至关重要。睡眠时，大脑会整理和巩固我们白天的记忆，这有助于我们更好地学习和记忆。此外，充足的睡眠还有助于提高我们的注意力和创造力。此外，良好的睡眠还有助于维持我们的情绪稳定。睡眠不足可能会导致情绪波动、易怒和焦虑等问题。而充足的睡眠则能让我们更加冷静、乐观和富有同情心。

睡眠质量与健康养生息息相关。其重要性仅次于呼吸和心跳。人们在劳动、工作、学习中消耗的大量能量，除了靠饮食来补偿外，还需要靠睡眠来补偿。因此，保持良好的睡眠质量，是维护我们身心健康的重要一环。如果你想拥有更好的精力和状态去面对生活和工作，那么请务必重视并珍惜你的睡眠时间。

总言之，睡觉是养生的第一大补。睡能还精，睡能养气，睡能健脾益胃，睡能坚骨强筋。安稳地睡个好觉，胜过服用很多补药。正如古人所言：“不觅仙方觅睡方……睡足而起，神清气爽，真不啻无际真人。”

养生要顺应天地规律

养生要顺应天地之规律，这是一种古老而智慧的养生理念。在中医看来，人体与自然环境是紧密相连、相互影响的，即所谓“天人合一”。人生活在自然界中，天地、四时、万物对人的生命活动都会产生影响，使人体产生生理或病理的反应。在这个自然界的大系统中，要想求得自身平衡，首先得顺应自然规律，利用各种条件为自身服务，否则就会生病，甚至死亡。正如古人所说的那样“逆天而亡，顺天而生”。

顺应天地之规律养生，包括2个方面的内容。一是遵循自然界四时气候正常的变化规律；二是慎防异常自然变化的影响。故《灵枢·本神》指出“智者之养生也，必顺四时而适寒暑，和喜怒而安居处，节阴阳而调刚柔，如是僻邪不至，长生久视”。《吕氏春秋·尽数》也指出“天生阴阳寒暑燥湿，四时之化，万物之变，莫不为利，莫不为害。圣人察阴阳之宜，辨万物之利以便生，故精神安乎，形而寿长焉”。这就是说，顺应自然规律并非被动地适应，而是采取积极主动的态度，首先要掌握自然界变化的规律，既要适应四季风寒暑湿燥火的气候变化特点，又要防御“非其时而有其气”，以期抵御外邪的侵袭。

顺应天地而养生，意味着我们要根据自然环境的变化来调整自己的生活方式和饮食习惯。“春夏养阳，秋冬养阴”、“冬吃萝卜，夏吃姜”这些都是中医顺应天地四时进行养生的经验总结。例如，春季要养肝，春天万物复苏，人体也应该顺应这股生机，早睡早起，多参加户外活动，放松心情，食疗宜养肝疏肝；夏季要养心，夏天阳气旺盛，应该注意防暑降温，同时适当补充阳气，以增强体质，食疗宜养心温阳；长夏要健脾，长夏梅雨季节，多雨多湿，暑热蒸腾，湿热太重，应该防暑湿侵犯人体，食疗宜健脾祛湿清暑；秋季要养肺，秋天是收获的季节，应该注意收敛体内的阳气，为冬天的藏精做准备，食疗宜养肺润燥；冬季要养肾，冬天则是藏精养生的好时机，应该减少户外活动，避免过度劳累，同时适当进补，以补肾养精蓄锐。

总之，顺应天地之规律的养生方式，不仅有助于我们保持身体健康，还能够增强我们的免疫力，提高我们的生活质量。所以，养生顺应天地之规律，是一种非常值得我们借鉴和实践的养生理念。

合理选饮养生茶

古人为了长生不老服用丹药，现代人为了健康吃保健品，而我更喜欢饮用养生茶。因为养生茶属于自然疗法，产品来自大自然，价廉物美，较为亲民，无毒性反应。并且能在中医辨证思想的指导下，选用针对性的茶饮，既贴近生活，又贴近自己，何乐而不为呢！

一般来说，养生茶通常是由天然植物材料制成，如茶叶、花草、果实等，这些材料都含有丰富的营养成分，如茶多酚、维生素、矿物质等，大多数品种属于中药，具有寒凉热温的不同属性。相比于一些含有化学成分或人工添加剂的保健品，养生茶更加天然、安全，对身体有益无害。而且养生茶是根据个人体质和季节变化来选择不同的茶种和配方，从而达到更好的保健效果。例如，燥热体质的人可以选择喝凉性茶，虚寒体质的人则可以选择喝温性茶。如何辨证使用养生茶，我简单地建议有以下几点。

一、根据体质选择

燥热体质的人，应喝凉性茶，如绿茶、白茶、菊花茶、苦丁茶、荷叶茶等，可以清热解暑、降火润燥；虚寒体质者，应喝温性茶，如红茶、黑茶、橘普茶、熟普茶、酸梅茶、黄姜红糖茶等，可以温中散寒、暖胃养身；湿热体质的人，应喝祛湿茶，如溪黄草茶、茵陈蒿茶、决明子茶、木棉花茶、槐花茶、鸡蛋花茶等，可以清热祛湿；气郁体质的人，应喝行气解郁茶，如代代花茶、素馨花茶、合欢花茶、青皮茶、佛手柑茶等，可以疏肝解郁；瘀血体质的人，应喝活血的茶，如玫瑰花茶、洛神花茶、桃花茶、红花茶、山楂茶、丹参茶等，可以活血化瘀；气虚体质的人，应喝补气茶，如高丽参茶、黄芪茶、人参叶茶等，可以益气补虚；阴虚体质的人，应喝滋阴茶，如麦冬茶、玉竹茶、百合茶、雪梨竹·汁饮、白木耳饮等，可以滋阴清热。

二、根据季节选择

春天万物复苏，早晚温差较大，中午易感受到温热，产生疲惫感。应该选饮茉莉花茶、桂花茶、玫瑰花茶、菊花茶等；夏季天气炎热，体内干燥上火。建议饮用绿茶、黄茶、白茶、菊花茶、茉莉花茶、百合花茶、白牡丹茶、荷叶茶、薄荷茶等；秋季天气候干燥，使人口干舌燥，但天气清凉。此时饮用青茶，黄茶、白茶、百合茶等中性茶品；冬季天气寒冷，身体内侵入寒邪，可以饮用红茶、黑茶、普洱熟茶、大红袍等热性或温性茶。

三、根据症状选择

如脾胃湿热的人可以选择绿茶、鸡蛋花茶、栀子花茶，蒲公英茶或菊花茶以清热祛湿；脾胃虚寒的人可以选择姜茶、陈皮茶、红茶或普洱茶以温中散寒；肝郁气滞的人可以选择青皮茶、佛手柑茶、代代花茶、合欢花茶或栀子花茶以疏肝解郁；瘀血内阻的人可以选择红花茶、玫瑰花茶、洛神花茶、山楂茶、桃花茶等以活血化瘀通络；肥胖、高血压的人可以选择荷叶茶、茵陈茶、玉米须茶以利湿消脂；老年高脂血症的人可选用绞股蓝茶、决明子茶、山楂叶茶等以化瘀消脂。

总之，选用养生茶要根据自身的体质、季节、症状等因素来综合考虑，以达到最佳的养生效果。同时，也要注意饮用时间和方式，避免过量饮用。当然，如果自我体质不好辨别，还有一些基础疾病，最好在中医医生或专业人士的建议下选择适合自己的保健茶饮。

养生要动体不动心

养生之所以强调“动体不动心”，是因为它体现了身心平衡的重要性。

“动体”指的是身体需要适度的运动，这是保持身体健康的基础。动体包括体力劳动、体育运动、园艺活动等有氧运动。动体要因人而异，选择适合自己的运动项目和方法，并且要避免饱食之后运动、情绪不好时运动，以及剧烈的运动项目。人们通过动体，可以增强肌肉力量、提高心肺功能、促进血液循环等，从而达到增强身体的抵抗力，预防各种疾病的效果。

“不动心”是要求人们保持心态平和、稳定，不要过于激动或焦虑。因为情绪的波动会直接影响身体的健康。当我们处于负面情绪中时，身体的免疫系统会受到抑制，导致身体容易受到各种疾病的侵袭。因此，保持平和的心态对于养生来说至关重要，保持积极乐观的心态，避免过度焦虑和紧张，学会放下烦恼和忧愁，保持内心的平静和安宁。这样不仅可以减少身体的负担，还可以提高身体的免疫力，帮助我们更好地抵御各种疾病的侵袭。

人这一生就是从哭到笑，从攥着拳头到撒手的一生，没有什么理由不去追求平安而快乐的生活。因此，一个人要养生保健，必须在自己的生命过程中追求“不动心”，成功也好、失败也好，好好总结得失，保持心理平稳。坦坦荡荡做人，潇潇洒洒做事，保持良好的心态是健康长寿非常重要的一条。

总之，“动体不动心”的养生方式强调了身心平衡的重要性，只有身心都得到充分的调养和保养，我们才能达到真正的健康状态。

知足常乐

大家都知道知足常乐，因为知足的人懂得珍惜眼前的幸福和满足。他们明白，真正的快乐不是来自无休止地追求和拥有，而是来自内心的平和与满足。知足让他们能够欣赏生活的美好，享受每一个简单的瞬间，从而常常保持快乐的心态。

知足的人之所以会觉得自己快乐，是因为他们懂得感恩和珍惜。他们明白生活中有太多的美好值得我们去欣赏和感激，而不仅仅是不停地追求和索取。他们意识到，过多的欲望和追求往往会使人变得不满足，进而失去快乐和幸福。因此，知足的人懂得放下过多的欲望，珍惜自己所拥有的，从而感受到内心的满足和快乐。此外，知足的人往往具有积极的心态和乐观的态度。他们能够从困难中看到希望，从挫折中汲取力量，从而更加坚定地追求自己的梦想。这种积极的心态也是他们常常感到快乐的重要原因之一。

首先，知足的人往往更容易感到快乐和满足，这种心态有助于减少负面情绪，如焦虑、沮丧等，使得个人能够更加积极地面对生活中的挑战和困难。

其次，知足的人更容易与他人建立良好的关系。他们不会因为追求过多而忽略身边的人，而是会珍惜与他人的相处时光，感恩他人的付出和支持。这种感恩和珍惜的心态能够让人更加积极向上，更容易与他人建立良好的关系，为个人成长创造更多机会。

再次，知足的人往往更具有创造力和创新精神。他们不会满足于现状，而是会不断探索和尝试新的事物，寻求更好的解决方案。这种不断进取的精神能够推动个人不断成长和进步。

最后，知足的心态还有助于培养个人的责任感和担当精神。因为知足的人明白自己所拥有的已经足够，所以他们更加珍惜和感恩他人的付出，也更加愿意为他人和社会做出贡献。这种责任感和担当精神是个人成长的重要品质。

总之，知足心态对于个人成长具有积极的影响，它有助于减少负面情绪、建立良好的人际关系、培养创造力和创新精神及培养责任感和担当精神。

人老了眉眼低垂

不知不觉中眉眼低垂了，脸上的皱纹也多了起来。年轻的时候什么都不在乎，到老了人就变样子，每次照镜子，都感觉这太不像自己，这不由得让我重视起来。

老了为什么会眉眼低垂呢？随着年龄的增长，人体的各个系统都会经历生理变化，尤其是面部。面部肌肉会逐渐松弛，眼睑和眉毛周围的皮肤也会失去弹性，导致眉眼下垂。这种变化在老年期尤为明显，因为此时皮肤的胶原蛋白和弹性纤维减少，使得皮肤无法保持紧致和弹性，这是自然衰老造成的。

随着年龄的增长神经系统也会逐渐老化，表现为神经信号传导速度的降低和神经细胞数量的减少。这可能导致控制眼周肌肉的神经信号减弱，进而引起肌肉收缩力减弱，造成眉眼下垂。人老后眼周的肌肉和韧带也会随之逐渐松弛，失去对眼球和眼睑的支撑作用。这种松弛会导致眉眼下垂，特别是在皮肤松弛的基础上更为明显。眼部周围的脂肪组织也会随着年龄增长而萎缩，脂肪垫向下方移动，使得眼睑看起来下垂。这种脂肪萎缩进一步加剧了眉眼下垂的现象。

眉眼下垂也可能与遗传因素有关。如果一个人的家族中有眉眼下垂的遗传倾向，那么他或她在老年期出现眉眼下垂的可能性就会增加。

为了预防眉眼下垂，应该吃富含维生素 A、维生素 C 和维生素 E 的食物，这类维生素有助于促进皮肤细胞的新陈代谢，保持肌肤弹性，有助于减少眼周肌肤的松弛。例如，胡萝卜、苦瓜、木耳、番茄等水果和蔬菜；要多吃富含蛋白质和营养物质的食物，蛋白质是皮肤组织的重要成分，可以帮助维持肌肤的健康，延缓皮肤老化。例如，瘦肉、鸡蛋、豆类等；多吃富含抗氧化物质的食物，抗氧化物质有助于减缓皮肤老化和细胞氧化过程，从而预防眉眼下垂。

还有一些特定推荐食物，如鸡蛋、坚果、深海鱼、冬瓜、芹菜、燕麦等有预防眉眼低垂的作用。鸡蛋含有丰富的蛋白质，可以促进胶原蛋白合成，从而起到紧致肌肤的作用；坚果含有亚油酸等不饱和脂肪酸及多种抗氧化物质，这些成分具有滋养皮肤的功效；深海鱼含其中的欧米伽 –3 脂肪酸具有抗炎作用，有助于减少因年龄增长引起的皮肤炎症，从而延缓皮肤衰老过程。清淡食物也有助于眼部健康，如冬瓜富含水分，具有利尿消肿的作用，有助于改善因水肿引起的眼睑下垂症状；芹菜含有丰富的维生素 A 和钾元素，可以补充营养，缓解视疲劳；燕麦含有膳食纤维以及多种矿物质，有助于维持规律的生活作息，对减轻眼睑下垂有一定的帮助作用。

综上所述，人老了眉眼下垂主要是由于自然衰老、神经系统老化、肌肉韧带松弛、眼部皮肤脂肪萎缩及遗传因素等多种因素共同作用的结果。这种现象在老年期尤为常见，但可以通过一些方法，如面部提升术、眼部肌肉锻炼等来改善。还可以多食用富含维生素、蛋白质和抗氧化物质的食物，同时注重摄入清淡且有助于眼部健康的食物。这些食物不仅能为身体提供必要的营养，还能有效延缓皮肤老化，保持肌肤的健康和弹性。

学习中医要师古不泥古

中医药有着悠久的历史，是中华文明的瑰宝，积累了大量古籍古方，其中有很多精华，留有很多诊疗经验。因此，以前人为师，学习他们优秀的医学精髓，提高自己的中医水平，是中华民族的优秀传统，也是中医的主要传承方式。但是，要做到“师古而不泥古”，在向前人学习的同时，力求变化、力求创新，而不要拘泥于前人的陈规，更不能生搬硬套，不懂变通。只有这样，才能不断发展，才能做到“青出于蓝而胜于蓝”。

时代在发展，社会在进步，科技创新也是日新月异。中医药要与时俱进，一定要坚持传承精华、守正创新，推动中医药学术发展和临床防治能力不断提升。传承是中医药发展的根基，创新是中医药发展的时代生命活力。创新的目的是提高学术水平和临床疗效，提高防控救治能力。要尊重规律，传承精华，守正创新，做到“传承师古不泥古、创新发展不离宗”，服务当代常见病、多发病、重大疑难疾病和新发传染病防治需求。

师古不泥古，意味着在传承的基础上，不拘泥于经典，不生搬硬套，要举一反三、灵活应用。这种态度鼓励中医药在面临新的疾病和临床需求时，能够勇于创新，探索新的治疗方法，从而更好地服务当今社会。并在遵古不泥古的原则下，把中医药学与现代科学技术相结合。通过吸收现代科学技术和文明成果，中医药可以在理论、实践和技术上不断创新，提升中医药的科学性和有效性，使中医药的发展更加紧密结合当代临床需求，为当代人民提供有效的健康服务。

综上所述，中医强调“遵古不泥古”是为了在传承中医药学宝贵经验的基础上，不断创新和发展，以更好地服务当代社会和人民健康需求。这种原则使中医药学在保持传统特色的同时，不断焕发新的生机和活力。

热食伤骨，冷食伤肺

清代曹庭栋在《老老恒言·饮食》中指出“热食伤骨，冷食伤肺”，这一说法更多的是站在中医的角度上，阐述了饮食与身体健康的关系。在中医理论中，食物的温度和性质，被认为对身体的不同部位和器官有着不同的影响。

一般认为，热食会烫伤食管和胃黏膜而致病，尤其是食管炎、食管癌的患者，多数专家认为饮食过烫是其中一个致病因素。其实古人“热食伤骨”的记载，并不仅指所有热的食物都会伤害骨骼，而是强调饮食过热可能对身体的伤害。过热的食物不仅会烫伤食管黏膜，长期如此，还可能引发一些慢性疾病。此外，中医也认为，长期摄入过热的食物可能会影响身体的阴阳平衡，对骨骼健康产生不利影响。

中医还认为“形寒饮冷则伤肺”。经常或过度食用、饮用寒凉的食物、药物，会伤及脾胃，影响脾的运化功能。脾和肺在五行中属于母子关系，脾病可能连累到肺，叫作母病及子，临床上除了消化道症状外，还有咳嗽多痰等肺部症状，所以就有了“冷食伤肺”之说。此外，冷饮、冷食还可能导致肺气虚弱，使得人体免疫力下降，容易受到外邪的侵袭。特别是风邪，风为百病之始，风邪易挟它邪侵袭人体，肺为华盖，首当其冲，引发感冒、咳嗽、发热等呼吸系统疾病。

由于人体差异的存在，对食物的耐受性也不同，并不是说所有的人都会出现“热食伤骨，所食伤肺”的现象。我去东南亚旅游，看到那里的人，一年四季饮用冰冻矿泉水，也没出现不适症状。因此，在饮食上，应该根据自己的体质和健康状况，选择适合自己的食物和温度。

总言之，“热食伤骨，冷食伤肺”这一说法是中医对饮食与健康关系的一种理解，旨在提醒人们注意饮食的温度和性质，保持身体的阴阳平衡。但具体选择什么样的食物，还需因人而异，要根据每个人的体质和健康状况来判断，切不可一概而论。

如何解决早醒问题

早醒属于睡眠障碍，这个问题确实困扰着不少人，尤其是一些中老年人，还有一些精神长期处于比较紧张和压力比较大状态下的中青年。由于长期不能睡个囫囵觉，到了睡觉时间，就非常紧张和担心，然而越担心睡不好就越睡不安稳。如何解决早醒问题，是摆在我们面前的一个大问题。

对于早醒的人来说，首先要调整好作息习惯，尽量保持每天固定的入睡和起床时间，这样有助于调整生物钟，改善睡眠质量。同时，避免在睡前进行剧烈运动或过度兴奋的活动，不要看小说、电影、电视剧及手机短视频等，让身体和心理都能够放松下来。摒除内心无杂念，让大脑早入静。

睡觉与环境也有关系，对于不利于睡眠的环境，要及时地改变，选择有利于睡觉的位置和环境，避免各种噪声和强光的干扰，确保室内安静、舒适、温暖且光线柔和，避免早醒的外在条件。如果居住环境及室内有噪声或光线干扰，可以使用耳塞、眼罩等工具来减少干扰。

饮食和生活习惯对于睡眠也很重要。尽量避免晚上摄入过多咖啡、茶叶、可口可乐或糖分较高的饮品，这些食物会刺激神经系统，影响入睡。晚点可以服百合粥、枣仁粥、柏仁枣仁茶、合欢花茶等饮食疗法可以助眠。同时，保持适度的运动锻炼，还可以进行穴位按摩等方法，但避免在睡前进行剧烈运动。

如果早醒问题持续存在，你可以考虑寻求专业医生的帮助。医生可能会根据你的具体情况进行治疗，一般建议采取比较自然的治疗方法或者服用一些安神助眠的药物进行治疗。主要是服用中成药物，因为西药助眠具有一定的依赖性及不良反应，所以不建议长期服用西药治疗。在放松心情、减轻压力的情况下如果调整睡眠效果不佳，可以适当服用珍珠母贝肽饮片、酸枣仁丸合剂、酸枣仁胶囊、柏子养心丸、朱砂安神丸、七叶神安片等不良反应相对较少的中成药来进行调理，也可以寻求中医辨证论治。

值得注意的是，每个人的身体状况和生活习惯都不同，保健治疗的方法也要区别对待。所以，对于长期早醒者，不要操之过急，需要一些时间和尝试来找到最适合你的解决方案。千万不要过于焦虑或沮丧，相信通过合理的调整和改善，你一定能够克服早醒问题，拥有更好的睡眠质量。

养生必先养心，养心必先养德

我记得国医大师邓铁涛教授极其推崇的一句话是“养生必先养心，养心必先养德”，这句话是中医养生哲学思想与道德伦理学相结合的重要体现。邓老认为，做人要向上看，不要向上争。比上不足，比下有余，知足常乐，常不乐怎么能长命？因为高尚的道德和情操可使人心胸豁达，性情开朗，心态平和，从而使人体气机调和、气血畅达，还能提高人体的免疫功能，延年益寿。

“养生必先养心”是以中医理论知识为依据的养生观。中医认为，心是身体的主宰，它统领着五脏六腑，主宰着精神、意识和思维活动。如果心不安宁，那么整个身体都会受到影响，出现各种健康问题。过去的人是累身不累心，头一挨枕头就睡着；现在的人是累心不累身，躺在床上，事越想越多，想越多心越乱，劳心伤神，夜寐不安。所以就有了“养生不养心，等于扔黄金”的说法。因此，要想身体健康，首先得调神养心，养心就需要静默、静坐、静心，让心保持平静、愉悦的状态，使全身放松，代谢减慢，促进机体自我修复能力。

那么，为什么又说“养心必先养德”呢？这其实是因为道德和心灵状态是密不可分的。养生就是养性，而养性首先就要养德。早在古代就有学者提出了“仁者寿”的理论。一个有高尚品德的人，他的心灵必定是清澈、坦荡的，能够正确看待生活中的得失荣辱，不会轻易受到外界因素的干扰。这样的人，他的心态自然是平和的，也就更容易健康长寿。反之，如果一个人品德低下，心灵就会充满杂念和负面情绪，导致心态失衡，进而影响到身体健康。所以，要想养心，就得先养德，让自己的品德得到提升，这样才能让心灵更加纯净、平和，就会健康长寿。

总言之，“养生必先养心，养心必先养德”旨在提醒我们要注重内在修养，通过提升品德来让心灵更加健康，进而达到身体健康的目的。

食不语，寝不言

记得小时候在吃饭和睡觉时，父母亲都不允许大声说话，当时还以为这是家教家训。后来才知道，“食不语，寝不言”这句话大有来头，是孔子在《论语》中为教育人们记载的一种礼仪规范。

“食不语”是告诉我们吃饭的时候最好不要交谈，而是要专注于享受美食，更好地品味食物。良好的味觉，还能刺激消化腺体分泌增加，有利于促进消化腺体的分泌，帮助食物的消化和吸收。同时，饭桌上少讲话，也体现出对他人的尊重。想象一下，在餐桌上，大家都安静地吃饭，享受着美食带来的愉悦，这种氛围是多么的和谐而宁静。

而“寝不言”则是提醒我们在睡觉时保持安静，不要打扰到他人的休息。睡眠是身体恢复和充能的重要时刻，保持一个安静的环境有助于我们更好地入睡，从而提高睡眠质量。尤其是同寝室有伙伴或室友，更不能无休止地高谈阔论，既影响大家的入睡，又不够尊重别人的感受。

“食不语，寝不言”的提出，既充分体现了孔子对礼仪和修养的重视，也是值得大家认真学习和培养的一项好的习惯，这种习惯要从小养成，从我做起。如果人们在特定的时刻下，都能够控制自己的行为和态度，表现出应有的修养和礼仪，那该多好啊！这不仅是对他人的尊重，也是对自己修养的一种提升。

总言之，“食不语，寝不言”这句话虽然简单，但蕴含了深厚的道理。它提醒我们在日常生活中要注重礼仪和修养，既尊重他人，也尊重自己；既有益于自己，也有益于别人。

长寿不是赖活着

民间常说的一句话是“好死不如赖活着”，这是劝人要尊重人生，爱护生命。我要讲的是“长寿不是赖活着”，就是要告诉大家一定要重视生命质量，健康地活着，而不仅仅是注重生命的长度。

赖活着，一般指的是仅仅维持生命的基本存在，而缺乏生活的质量、意义和价值。长寿，作为人们追求的一个目标，不仅仅是希望活得更久，更希望活得更好，活得更有意义。在临床上，我们常常看到有些人长年卧床不起，生活不能自理；有些人患阿尔茨海默病，认知丧失，性情痴呆；还有些人为植物人，仅存呼吸心跳。这些人虽然活到了90岁以上，甚至年过百岁，但是，别说没有生活质量了，连基本的生活能力都没有，甚至是大脑已经死亡多年，这样的活着还有什么意义？到最后连自杀的能力都没有了。有些人虽然活得长久，但长期处于疾病或痛苦之中，这样的长寿并不能带来真正的幸福和满足感。相反，如果一个人在有限的生命里，能够保持身心的健康，享受生活的美好，那么即使生命相对短暂，也是值得追求的。

所以说我们不仅仅是为了追求长寿，更是为了追求健康的人生，追求的是生存意义和价值。这意味着我们的追求要有目标、有情感、有社交，以及能够体验到生活中的喜怒哀乐。如果一个人虽然长寿，但生活中缺乏这些元素，那么他的生命也会显得空洞和无趣。长寿还需要有精神的满足和内心的平静，人这一生要有信仰、有智慧、有道德，能够面对生活中的挑战和困难，保持内心的坚定和宁静。这样的长寿才是真正意义上的长寿，因为它不仅仅是生命的延续，更是精神的升华。

因此，“长寿不是赖活着”这句话提醒我们，在追求长寿的同时，更要注重生命的质量和意义。我们应该努力保持身心的健康，追求有意义的生活，以及实现精神的满足和内心的平静。这样的长寿才是真正有价值的长寿。

中医治疗中的排病反应

曾有位咳嗽患者打电话告诉我说：“他服中药后咳嗽不仅没有减轻，反而更重了，原来没有痰，现在咳痰很多，夜里咳嗽、咳痰也不消停，自己睡不好觉，还影响到家人休息，是不是用药不对？”其实这并不是用错药了，而是疾病向好的一种表现，是一种排病反应。

排病反应是指在中医治疗或调理过程中，患者身体出现的一些特殊不适症状，被认为是正气将体内病邪驱逐出体外和病理物质大量排出的表现，而导致人体出现一系列临床症状的现象。这种现象通常被认为是身体在自我调整和进行修复的过程，反映治疗起效的一种迹象。常见的排病反应包括出汗增多、口臭、腹泻、便秘、咳嗽、咳痰、发热、皮疹、局部疼痛或酸胀感加重等。这些症状通常会在治疗开始后的一段时间内出现，持续时间不一样，可能从几天到几周不等。排病反应并不是治疗的不良反应，而是治疗过程中的正常现象，其出现的时间、程度和表现因人因病而异。

如果遇到排病反应，千万不要紧张，不要大惊小怪，一般不需要特殊处理。大多数情况下，随着身体病理物质的排出，症状会自然消失。值得注意的是，排病反应与疾病加重或新的病症出现需要正确区分，千万不要把新的病症误认为是排病反应。如果对这些反应感到困惑或担忧，应及时与医生沟通，医生会根据具体情况进行判断和解释。在治疗过程中，患者应保持良好的心态，遵循医生的指导，同时注意休息、合理饮食等，以促进身体的恢复。

总言之，排病反应是病邪驱逐和身体修复的一种表现，虽然可能会带来一些不适，但大多数情况下并无大碍。如果出现严重症状或持续不退，应及时就医，由医生进行辨证分析，查清病因，以免贻误治疗。

谁也不知道明天和意外哪个先来

人们常说“天有不测风云，人有旦夕祸福”。我还记得《萤火虫之墓》中讲道：“珍惜今天，珍惜现在，谁知道明天和意外，哪一个先来。”这些具有深刻哲理的醒世恒言，表达了生命的无常和不可预测性，并提醒人们无论现在的生活多么平静或顺利，未来都可能充满了不确定性和挑战。

我们非常庆幸生活在太平盛世里，过着衣食无忧的小康生活。而世界上很多地方却没有那么幸运，他们处于社会动荡不安、战火纷飞的环境中，我们虽然幸运，但要居安思危，敌人乱我亡我之心不死，我们要时刻提高警惕，坚决捍卫国家安全和建设，维护人民安居乐业。

除了社会因素外，自然环境和生活压力也都充满着各种不确定因素，如自然灾害、意外伤害、突发传染性疾病等天灾人祸，这些都可能随时发生并对我们造成影响。同时，人们的心理和情绪状态也是在不断变化，我们可能会面临各种压力和挑战，这些也可能对我们的生活产生负面影响。除此之外，人并非生活在真空中，各种各样的伤害，形形色色的病魔，随时随地都有可能降临在我们身上及身边的亲朋好友。因此，我们要珍惜当下，珍惜与家人、朋友和所爱之人的每一刻时光。同时，我们要树立应对不确定性的勇气和智慧，学会在逆境中保持冷静和乐观，积极面对生活的挑战和困难。

虽然我们无法预测未来，但我们可以选择如何面对它。通过不断努力学习和成长，我们可以提升自己的能力和素质，更好地应对未来的挑战和机遇。通过养生保健，增强我们的体质，减少疾病的发生。同时，我们也可以积极传递正能量和爱心，为创造一个更加美好、和谐的社会，贡献自己的力量。

饭后犯困为哪般

昨天有人问我："吃了中午饭就犯困，是不是病了？"其实这个问题很多人都问过，因为饭后犯困是一个普遍现象，尤其是中老年人，吃过饭就想睡觉。这是因为饭后身体为了促进食物的消化吸收，将较多的血液分配给胃肠道，导致流向大脑的血液相对减少，从而引发大脑出现短暂的缺血缺氧状态引起令人感到困倦欲睡的现象。

饭后犯困是多种因素共同作用的结果。人们摄入食物后，特别是高糖食物，会导致血糖水平迅速上升，血糖升高可能抑制大脑中与保持清醒和警觉相关的神经元活动，进而产生困倦感；吃饭后食物会对胃壁产生刺激，从而引起迷走神经的兴奋，迷走神经兴奋时，身体的代谢率会降低，心率减慢，而使人产生困倦感。当然，有些人长期习惯于饭后睡觉，这种习惯可能会形成神经条件反射，饭后自然产生困意。此外，胃肠道功能紊乱、消化不良、肥胖、食管反流等疾病，也会出现或加重饭后昏昏欲睡的症状，应该加以区别，这种情况可以依照相关疾病进行治疗。

中医认为人们之所以会出现饭后犯困的情况，主要是在吃完饭后，脾胃调动了太多的气血来消化食物，因为气血调动过多就会导致大脑气血供应减少，所以会出现犯困。如果有脾气虚弱的情况，饭后犯困想睡的问题就会更加突出。这是因为食物在进入胃之后，必须依赖脾气的运化转输，如果脾气不足，健运失调，气血不能充分地滋养大脑及肢体，就会导致犯困欲睡、四肢困倦，气短乏力，食少便溏等症状。出现这种情况，不仅要通过饮食调养，少量多餐，饮食七八分饱，吃一些易消化的食物来缓解症状，还要通过中药调理，运用补中益气的方法，选用归脾丸、补中益气丸、参苓白术丸、人参养荣丸、十全大补丸等中成药进行治疗。

总而言之，饭后犯困有生理现象，也有因疾病所致，应该进行区别对待。饭后即使犯困也不要马上睡觉，最好是饭后休息半小时，再去散散步，这样能促进血液循环、帮助消化，还有利于身体健康。如果属于中气不足造成者，可以服用补中益气的中成药调理身体。症状严重者，应该寻求中医进行辨证治疗。

心不悦时要看淡

人生不如意十之八九，如果都放在心上，就不会过上快活的日子，烦恼和忧愁不请自来，心中的不悦就会象秋天的落叶一般，时时刻刻会飘落在心头。如果能够学会看淡这些烦恼和忧愁，那么我们的心灵就会得到释放和宽慰。

心不悦时要看淡，是解忧除烦的法宝。当我们的心灵感到压抑和不悦时，要学会放下执念，以一种平和的心态去面对生活中的种种不如意。有了这种态度，就可以用宽广的胸怀和豁达的心态去理解和包容生活中的烦恼和忧愁，从而让心灵得到释放和宽慰。当我们遇到不如意的事情时，不妨试着从另一个角度去看待它，寻找积极的一面。这种看淡的态度并非忽视问题的存在，而是用一种平和的心态去面对它们。

看淡，需要拥有一颗宽容的心，去理解和包容别人的错误和缺点；同时也需要我们保持一颗感恩的心，去珍惜和感恩自己所拥有的一切。看淡并不是消极放弃，而是一种积极的人生态度。当我们学会看淡时，就会发现生活中的每一次磨难都是一次心灵的洗礼，每一次经历都是一次成长的过程。

在人生的道路上，看淡是一种智慧。这种智慧需要拥有一种敏锐的洞察力和深刻的人生感悟。它教会我们在困境中保持冷静和理智，在挫折中保持坚强和乐观。看淡的智慧也说明一个道理，人生没有绝对的失败和成功。当遇到挫折时，不要轻易放弃；当取得成就时，也不要过于自满。只有保持一颗谦逊、包容、开放和乐观的心态，才能在人生的道路上不断前行、不断成长。这种态度不仅能够帮助我们在困境中保持乐观和坚强，还能在挫折中汲取力量和勇气，使之在人生的旅途中收获更多的风景和美好。

总之，“心不悦时要看淡”是积极向上的人生态度。在面对人生中的困境和挑战时，要有勇气去尝试、去挑战自己；同时也要去看淡那些困扰我们心灵的烦恼和忧愁。只有这样，才能在人生的道路上越走越远、越走越宽广。

气通血畅百病消

中医认为，气血是人体生命活动的重要物质基础。“气为血之帅，血为气之母”，气具有推动、温煦、防御、固摄和气化等功能，而血则承载营养和滋润全身的作用。气血的充足与畅通直接关系到人体的健康状态。

当气血运行不畅时，会导致身体各部位的瘀堵，使之得不到充足的营养和滋润，进而引发各种疾病。气行则血行，气滞则血瘀，气滞血瘀就会导致局部或全身的气机不畅，使经络、脏腑的功能出现障碍，表现为胸肋胀闷、走窜疼痛、暴躁易怒、肋下痞块等症状。此外，气虚血瘀也是常见的病理状态，由于气虚运血无力，血行瘀滞，常表现为肢体疼痛、口唇发绀、面色萎黄等症状。

保持气血的畅通对于预防和治疗疾病具有重要意义。气通血畅可以保证身体各部位得到充足的营养和滋润，使经络、脏腑的功能正常发挥，从而增强身体的免疫力，减少疾病的发生。同时，气血流畅还可以缓解疲劳、提高精神状态、增强记忆力等。

因此，调理气血，使人体气通血畅，是中医治疗疾病的重要方法之一。通过针灸、推拿、理疗、中药等手段可以疏通经络、调和气血，从而达到治疗疾病的目的。例如，艾灸可以通过温热作用促进气血流通；丹参、山楂、桃仁、红花、三七、当归、川芎、鸡血藤、黄芪等中药材具有活血化瘀、补气养血的功效；适当的运动锻炼也可以促进气血流通，增强体质。

总之，气通血畅百病消的说法体现了中医对气血重要性的认识及调理气血在治疗疾病中的作用。保持气血的畅通对于维护身体健康具有重要意义。

不觅仙方觅睡方

睡眠被人们称为自然康复剂，是养生保健的重要方式。良好的睡眠有助于身体各器官得到充分的休息和恢复，增强身体的抗病能力，消除疲劳，恢复体力。

从古至今，历代长寿者都很重视睡眠质量，他们认为睡好觉比得道成仙更重要。正如陆游在诗中写道“不觅仙方觅睡方”，表达了他对良好睡眠的重视和追求。唐代孙思邈活了141岁，他对睡眠养生研究颇深，为此创造出一套养生保健方法：发常梳、目常运、齿常叩、耳常鼓、面常洗、头常摇、腰常摆、腹常揉、膝常扭等，还首创“红枣葱白汤”的食疗方法帮助人们改善睡眠，促进整体健康。

现代医学认为，睡眠对健康至关重要。高质量的睡眠有助于提升精神状态，保持年轻态，还有美容养颜作用。而睡眠不足则会损害身心健康，影响人的记忆力、智力，甚至加速衰老。国外有学者研究表明，经常熬夜，长期睡眠不足，会引起高血压、糖尿病、心脏增大、老年痴呆、突发耳聋、癌症，甚至还会引起猝死。由此可见，睡觉对身体健康的影响有多么重要。

我们在临床上也发现，良好的睡眠有助于稳定情绪，减少焦虑和抑郁状态。睡眠不足则容易引起情绪波动，影响心理健康。社会、工作、家庭、人际关系等各方面的压力得不到释放，导致有睡眠障碍的人越来越多，已经成为一种常见多发病。有难以入睡者，有睡而易醒者，有时醒而失睡者，有醒后不能再眠者，甚至有彻夜不能入眠者。因此，寻找治疗一个有效治疗失眠的药方，已经成为广大失眠患者的迫切愿望和需求。

由此看来，“不觅仙方觅睡方”是因为睡眠对健康、美容、长寿、心理健康等方面都有着十分重要的影响。因此，我们应该重视睡眠，养成良好的睡眠习惯，以保证身心的健康。对于已经患有失眠的人，我们可以通过各种方法改善睡眠，我在此介绍几个食疗法，请结合自身情况，选择应用。

一、红枣葱白汤

用料：红枣 20 个，葱白 7 根。

制作：上 2 味加水适量，煮 20 分钟，取汁去渣即可。

用法：睡觉前 1 小时温服。

功效：滋养心脾，补充气血。用于心脾两虚失眠多梦，心悸气短，疲乏无力。

二、猪心三七汤

用料：猪心 1 颗，三七 30 克，蜂蜜 30 克。

制作：将猪心洗净切片，三七捣碎，然后放锅中加清水适量，待猪心煮熟烂后，加蜂蜜调匀即可。

用法：睡前 1 小时温服。

功效：养心安神，活血化瘀。适用于失眠心悸，胸闷胸痛。

三、鲍鱼酸枣仁汤

用料：鲍鱼 30 克，炒酸枣仁 15 克。

制作：将鲍鱼洗净切丁，炒酸枣仁捣烂，然后一起放入砂锅中，加清水 5 碗，用小火炖至 1 碗，调味即可。

用法：晚上佐餐时温服。

功效：补心暖肝，滋阴安神。可以缓解精神压力引起的失眠。

四、桂圆莲子汤

用料：桂圆肉、莲子各 100 克。

制作：上 2 味放入锅中，加水适量，煮 20 分钟。

用法：每晚 1 次，睡前吃。

功效：养心、宁神、健脾、补肾。适合中老年人、长期失眠者服用。

五、百合小麦汤

用料：百合、小麦各30克，大枣2颗。

制作：将百合、小麦洗净，大枣洗净去核，然后一并放入锅中，加水适量，煮20分钟。

用法：睡前代茶饮。

功效：养心安神止汗。适用于心烦失眠、精神恍惚、舌淡红、舌苔少的人。

六、静心汤

用料：龙眼肉、川丹参各10克。

制作：将龙眼肉、丹参放入砂锅中，加两碗水煎成半碗。

用法：睡前30分钟服用。

功效：养血安神。对心血不足引起的失眠者疗效最佳。

七、三味安神饮

用料：炒酸枣仁、麦冬各10克，远志各3克。

制作：上3味放入养生壶中，加水500毫升，煮10分钟。

用法：每天于睡前服用。

功效：滋阴清热，养心安神。用于心阴不足所致心烦失眠。

八、莲子百合粥

用料：莲子肉、百合各30克，大米100克。

制作：上3味洗净，放入锅中，加水适量，慢火煮粥。

用法：睡前半小时温服。

功效：滋阴润燥，养心安神。治疗心脾两虚失眠多梦。

九、莲子龙眼粥

用料：莲子肉、桂圆肉各30克，红枣10克，粳米60克。

制作：上4味洗净，放入砂锅中，加水适量，煮至成粥。

用法：睡前 1 小时温服。

功效：补脾止泻，养心安神，补肾固精。治疗失眠多梦，头昏乏力。

十、酸枣仁粥

用料：炒枣仁 30 克，粳米 100 克。

制作：将炒枣仁捣烂，粳米洗净放锅中，加水适量，大火煮粥，待粥半熟时放入炒枣仁末，煮至粥成。

用法：睡前 1 小时温服。

功效：养心安神。用于心血虚不足所引起的心烦不眠。

十一、合欢花迷迭香茶

用料：合欢花 10 克，迷迭香 2 克，甘草 3 克。

制作：上 3 味放入养生壶中，加水适量，煮 5 ~ 10 分钟。

用法：晚上代茶饮。

功效：解郁安神。治疗肝郁气滞所致失眠。

十二、玫瑰花茶

用料：玫瑰花 5 克，合欢花 5 克。

制作：上 2 味加沸水泡 10 分钟。

用法：睡前代茶饮。

功效：行气活血，解郁安神。用于气滞血瘀所致失眠。

十三、百合绿豆乳

用料：百合、绿豆各 25 克，冰糖少量。

制作：将百合、绿豆洗净放入砂锅中，加水适量，煮熟烂后，加入冰糖调味。

用法：服用时加些牛奶。睡前 1 小时温服。

功效：清心、除烦、镇静。适用于夏季失眠。

十四、酸枣仁茶

用料：炒酸枣仁 10 克。

制作：将炒酸枣仁捣碎，水煎 10 分钟即可。

用法：每晚睡前代茶饮。

功效：养心安神。用于血虚所引起的心烦不眠。

十五、桂圆红枣鸡蛋汤

用料：桂圆肉 30 克，红枣 6 个，鸡蛋 1 个。

制作：将桂圆肉和红枣放锅里，加水适量，煮 10 分钟，打入鸡蛋煮熟即可。

用法：睡前 1 小时吃鸡蛋饮汤。

功效：养血安神。治疗血虚所致失眠多梦。

十六、百合莲子桂圆茶

用料：干百合 10 克，干莲子 10 克，龙眼肉 5 克，冰糖适量。

制作：将百合、莲子、龙眼肉放锅里水煮 10 分钟，加冰糖调味。

用法：睡前代茶饮。

功效：润肺健脾，养心安神。治疗心脾两虚所致失眠多梦。

疾病防重于治

门诊曾遇到这样一对夫妻，丈夫陪妻子看病，妻子看过病后请我给她的丈夫也检查一下身体，他的丈夫马上说“我没有病看什么”。在妻子强烈要求下，丈夫还是坐到诊断桌旁，伸手让我切脉。通过四诊检查，丈夫有晨起口苦口黏，口干不欲饮水，小便色黄，大便黏滞不易冲掉，舌苔黄厚腻，脉弦滑，并有吸烟饮酒习惯。中医辨证属于湿热体质，应该予以清热化湿的调养。该丈夫虽然年年体检，各项指标均不超标，从中医角度而言，并不是一个健康身体。后经我中医调理，上述症状全部消失，精神饱满，十分满意妻子对他的好言相劝，使他获得了调整身体亚健康状态的机会，并增强了对中医保健养生的信心和决心。因其妻子是肿瘤术后的患者，遭遇了不少痛苦和折磨，直言过去太不重视预防保健措施，给家庭带来了不幸和灾难。

其实这只是预防医学的一个方面，也是“疾病防重于治”的一种具体体现。在疾病发生之前采取一系列预防措施来降低其发生的风险，这样做远远优于在疾病发生后再进行治疗。这一理念在两千多年前的《黄帝内经》就有记载，书中所讲的“治未病”正是其意，并认为“若病已成而后药之，犹如渴而掘井，斗而铸兵，岂不晚乎”。古代中医对疾病防重于治的深刻论述并不过时，在现代医学中也得到了广泛的认可和应用，具有重要的现实意义。

预防大于治疗，养生就是最好的预防，养生是预防的落地。中医养生既经济实惠，又无毒性反应，何乐不为呢！保健养生必须提前着手，等到大病来了，再去养生保健就为时已晚。到那个时候唯有去医院治疗，这也是没办法的事，花大钱不说，还受病痛之苦。试想一下，人一旦生病，在人力、财力、物力等方面都要做到全力以赴，有条件要治病，没有条件创造条件也要治病。可是要是没病去做预防保健很多人不愿接受，一是怕麻烦，二是觉得小题大做，三是认为花在养生保健的钱还不如去大吃大喝一顿，吃到肚子里才是自己的，这就是现代社会保健养生的现状。

其实防重于治对社会、家庭、个人都有好处，是为身体健康投资，是花小钱办大事。其好处很多，可以减少健康损失，预防能够阻止疾病的发生，从而避免由此带来的身体损害、疼痛、残疾甚至死亡。与治疗相比，预防能够从根本上消除疾病带来的负面影响；可以降低经济负担，疾病的治疗往往需要花费大量的医疗费用，包括诊断、药物、手术、康复等各个环节。而预防措施的成本相对较低，如健康教育、疫苗接种、定期体检、中医保健等，长期来看可以大大减轻个人和社会的经济负担；可以提高生活质量，预防不仅关注身体健康，还涉及心理健康和社会适应能力等方面。通过预防，人们可以保持更好的身体状态，减少因疾病导致的活动受限和心理压力，从而提高整体的生活质量；有助于控制传染病的流行和蔓延，保护易感人群免受感染；预防可以帮助人们建立健康的生活方式，提高自我保健能力，从而体现医学的人文关怀精神。

因此，为了实现“疾病防重于治”的目标，我们需要采取多种措施，包括加强健康教育、推广健康生活方式、提高医疗服务水平、加强卫生体系建设，尤其是进一步加强中医“治未病”理念和“体质辨识调养的宣传推广和普及应用。这些利国利民的好措施，既需要医疗机构、社会组织等多方面的共同努力，也需要个人的积极配合和落实，这样才能建成一个全社会共同参与的预防养生大健康体系。

心结会引起身结

我在临床上经常遇到一些人心结解不开，引起一系列的病症发生。他（她）们内心长期积有疙瘩、无法释怀，不但受到严重困扰和深层的情感纠葛，还会对日常生活产生负面影响，最终导致身体上的郁结。

心结的形成原因是多方面，如情感受挫、人际关系紧张、工作学习压力等。长期积累的心理压力、负面情绪或思想上久而未解的问题，都可以造成内心郁闷、壅塞成结。从中医的角度来看，情志失调是可以致病的，如喜、怒、忧、思、悲、恐、惊等七情所伤，都会对五脏六腑产生影响，正如古人所说："喜伤心，悲伤肺，思伤脾，怒伤肝，恐伤肾"。所以，一个人心里有心结，长期发展下去，不仅会影响生活和工作，还可以导致脏腑功能失常，如脾胃虚弱、痰湿积聚，肝气郁结、气滞血瘀；气机郁滞、痰瘀互结等病理变化，久而久之就会出现身体的郁结，聚而不散，而发生疾病。

身体郁结在临床上表现多种多样：有的可能会感到情绪低落、易怒或烦躁不安，常常觉得心情不畅快；有的可能会出现胸闷、胁肋胀痛、乳房胀痛等不适感，疼痛部位可能不固定；有的可能会食欲缺乏，出现嗳气、腹胀、大便不成形或腹泻等症状；有的可能会失眠多梦，容易惊醒，导致睡眠质量下降；还有部分患者会感觉咽部有异物梗阻，咽不下去也吐不出来，但不影响饮食；女性患者还可能出现月经不调、痛经、经前乳房胀痛等症状；也有人出现抑郁症、焦虑症等情况。还有人会在身体上形成结节病变，如临床上常见的肺结节、甲状腺结节、乳腺结节、肝硬化结节、子宫肌瘤、卵巢囊肿，以及瘿、瘤、癌症等，无不与之有关。

因此，保持积极的心态，及时调节情绪，缓解心理压力，对于维护身体健康至关重要。如果发生心结，要及时排解，保持乐观心态。如果身体出现郁结等病变，就要就医寻求帮助，中医会采取疏肝理气、解郁化滞、行气活血、化郁散结、行气化痰、化积消瘤、痰瘀同治等方法治疗。如果存在心理因素的影响，还要通过心理干预进行综合治疗。

葛优躺不利于身体健康

不少人下班回家，首先来个葛优躺，用以放松心情，缓解倦怠，无论是男生或是女生，是老年人或是青年人，都有可能会无意中模仿它，我有时候也会采用这样的坐姿，实际上这种姿势很不利于身体健康，应该加以避免。

葛优躺是二十年前中国著名电影演员葛优在电视剧《我爱我家》中的一个经典剧照，这个姿势出现在该剧的第 17、18 集中，由葛优饰演的角色纪春生在剧中将身体完全瘫在沙发上，表现出一种慵懒、颓废的状态。这个姿势被网友广泛传播，成为很多人休闲时不由自主的坐姿，同时也因其趣味性而成为网络上的热词。

葛优躺作为一种坐没坐相、卧没卧相的姿势，长时间保持会对身体健康有一定的影响。首先葛优躺会对腰椎造成损伤，葛优躺时腰部缺乏足够的支撑，腰椎处于弯曲、压迫状态，长此以往容易导致腰肌劳损、腰椎间盘突出等问题。这是因为腰椎在缺乏支撑的情况下，需要承受上半身的重量，增加了腰椎的负担，进而可能导致腰椎形态的改变和损伤。长期葛优躺还可能导致脊柱侧弯。正常人的脊柱从后面看应该是一条直线，并且躯干两侧对称。而葛优躺时，身体往往处于扭曲状态，容易导致脊柱两侧受力不均，从而引发脊柱侧弯。尤其是对于正在发育期的青少年来说，这种不正确的卧姿更容易导致骨骼畸形发育。葛优躺时，头部往往没有支撑，颈椎处于过度弯曲的状态。长时间保持这种姿势会导致颈椎周围的肌肉、韧带等组织紧张、疲劳，进而可能引发颈椎疼痛、颈椎病等问题。

除此之外，葛优躺过久还会对心肺功能造成影响。不正确的坐姿不仅会影响脊柱和关节的健康，还可能对心肺功能产生不良影响。葛优躺时，身体处于放松状态，呼吸可能变得浅而快，长此以往可能会影响肺部的通气功能和心脏的泵血功能。虽然葛优躺一定程度上能够让人放松身心、缓解压力，但长期依赖这种姿势也可能导致心理上的懒惰和懈怠。这种“颓废”的坐姿还可能影响个人的形象和气质。

总言之，葛优躺虽然在一定程度上能够带来短暂的舒适感，但长期保持这种姿势对身体健康的危害是不容忽视的。因此，建议在日常生活中要避免长时间葛优躺，注意纠正坐姿，保持正确的坐、卧姿习惯，以维护身体健康。同时，也要注意合理安排休息和锻炼时间，避免长时间保持同一姿势导致身体疲劳和损伤。

在简单中追求快乐

谁都知道快乐会给人们带来无尽的好处，为什么很多时候并不快乐，这是因为快乐被世俗的欲望所包裹，既找不到源头，又找不到出口所在。其实是人们把问题考虑复杂化了，快乐就是源自内心的满足，只要你的欲望简单了，在简单中去追求快乐，不需要太多的奢华和烦琐，只需要一份感激和满足，一份真心和善意。

现代社会节奏很快、经济和生活压力很大，情绪高度紧张，这种现象常常让人们感到疲惫不堪，甚至会闷闷不乐。因此，追求简单的生活方式，减少不必要的物质追求和复杂的人际交往，可以让我们从压力和焦虑中解脱出来，享受更加轻松愉悦的生活。简单的生活可以提升人们的幸福感，当我们不被繁重的任务和无尽的欲望所束缚时，就能更加专注于当下的美好，感受到生活中的小确幸，从而提升整体的幸福感。

珍惜当下、简化物质追求、培养兴趣爱好，通过这些简单的生活方式找到属于自己的快乐之源。简单的生活，让我们更加珍惜所拥有的一切，包括家人、朋友、健康、财富等。这种感恩之心会让我们更加满足和幸福，也会让我们更加愿意回馈社会和帮助他人，与人为善，专注交往，而不是被物质和名利所牵绊。这样的交往真诚和纯粹，有助于建立更加稳固和深厚的人际关系。

如果不能从过于复杂的生活方式和过多的压力中解脱出来，就会对身心健康造成负面影响。压力过大，七情失调，五脏气机紊乱，就会产生疾病。一旦发病，必须及时地调畅气机，补偏救弊，纠正阴阳失衡，才可以恢复人体的身心健康。除了用中药调理身体外，还要利用更多的时间进行身体锻炼和休息，劳逸结合，弛张有度。活在当下，放松心情，多做有利于身心健康的事，多参加愉悦心情的活动，从而提高生活质量。此外，在简单中去追求快乐，还要了解自己的内心需求和真正的价值观，通过减少外界的干扰和诱惑，使之可以更加清晰地认识到自己的优点和不足，扬长避短，从而更好地规划和践行人生的道路。

总言之，在简单中追求快乐是一种值得追求的生活哲学。它不仅能够让我们从压力和焦虑中解脱出来，提升幸福感和身心健康水平，还能够增强人际关系、提升自我的认知和培养感恩之心。因此，我们应该努力追求简单而快乐的生活方式。

曲突徙薪无恩泽，焦头烂额座上宾

最近看到了一则有关防火、救火的谚语故事，我认为它也可以用来说明目前防病治病观念的现状，于是乎推荐给大家，即是“曲突徙薪九恩泽，焦头烂额为上客”，希望能提高大家对预防为主的思想认识。

“曲突徙薪九恩泽，焦头烂额为上客”，是指曾经建议自己把烟囱改弯、把柴草移开以避免火灾的人得不到奖赏，发生火灾后，却款待参与救火被烧伤的人。这句谚语出自两汉班固的《霍光传》，原文中讲述了某家新居落成的一个故事，有客人发现厨房的烟囱和柴禾堆存在火灾隐患，建议主人进行整改，但主人未予理会。后来果然发生了火灾，幸得邻居们奋力扑救才未酿成大祸。主人设宴款待救火的邻居，却未邀请那位曾经提出过预防建议的客人。于是有人指出主人的做法不公，主人这才醒悟并邀请了那位客人。这个故事强调了预防的重要性及对于提出预防建议者应有的尊重与奖赏。它提醒人们要重视并采纳那些能够防患于未然的建议，避免在灾难发生后才后悔莫及。象这位房屋主人忽视防火，对建议自己做好防火的人不理不睬，仅仅是感恩救火的人和事，当今并不乏见，而且这种社会现象还普遍存在，在医疗卫生领域表现的尤为突出。无论是家庭经济条件好或不好的人中，在未病之前很少去坚持做预防保健工作，一是怕麻烦，二是怕花钱，三是不在乎。假使遇到“治未病”的保健宣传，就认为是忽悠人，骗钱的把戏，不重视预防疾病的作用，在预防保健身体上不愿意投入一文钱。等到患病又拖着不治，小病积成大病。患了重病又担惊受怕，但为时已晚，到处寻医问药，甚至不惜重金请名医、名刀，一副愿打愿挨的样子。这样不仅多花钱，影响工作和家庭的正常运转，还会使身体遭到更大打击和伤害，严重者还会危及性命，造成人财两空。

我们通过上述的故事和谚语，可以进一步认识到预防为主的重要性，不论是财产安全方面，还是人身安全方面，都要做好一切预防措施，并且对提出良好预防建议者给予尊重与奖赏。作为一名医务工作者，我认为中医的“治未病”理念是预防疾病的重要措施，应该引起全民的关注和响应，并要积极采纳那些能够防患于未然的建议和方法，避免在灾难及疾病发生后才醒悟。

中医要知来路明去路

现在有些的年轻中医，只想走捷径，走偏门，走中西医凑合之路，用西医的理念指导中医治疗，用西医的病套中医的方，不伦不类，难以取得满意的疗效。要想学好中医，必须要“知来路，方能明去路”。因为这一理念，深植于中医的诊疗思维和中医哲学思想的基础之中。

首先，中医把人体看成是一个有机的整体，各脏腑、经络、气血、津液等相互关联、相互制约，共同维持着人体的生命活动。同时，中医也强调人与自然环境的和谐统一，以及人体内部环境的动态平衡。因此，在诊疗过程中，中医医师需要全面了解患者的病史、症状、体质、生活环境等多方面信息，以把握疾病的来龙去脉，从而制订出针对性的治疗方案。

中医对疾病的认识不仅仅停留在症状表面上，而是深入探究其病因病机。中医认为疾病的发生往往与人体内部环境的失衡、外邪的侵袭等多种因素有关。因此，在治疗过程中，中医医师需要明确疾病的病因病机，即“知来路”，才能制订出有效的治疗方案，使疾病得以“明去路”，而不是头痛治头，足痛治足。

中医诊疗的核心在于辨证施治。通过望、闻、问、切四诊合参的方法，收集患者的各种信息，然后进行综合分析判断，确定疾病的证候类型（即病机和病位）。这一过程实际上就是对疾病来路的深入探究。只有明确了疾病的证候类型，中医才能制订出个性化的治疗方案（即明去路），实现精准治疗。在临床实践中，中医常常会遇到一些疑难杂症或慢性病。这些疾病往往病程较长、病情复杂多变，给治疗带来很大困难。此时，“知来路”的思维方式显得尤为重要。中医需要仔细分析患者的病史、症状、体征等信息，结合中医理论和临床经验，逐步明确疾病的病因病机和发展趋势。在此基础上，制订出科学合理的治疗方案，使疾病得以有效控制或治愈。

中医十分强调“治未病”，即在疾病尚未发生或处于初级阶段时，就采取预防措施，防止疾病的发生或发展。这一思想体现了中医对疾病来路的重视。通过了解人体内部的生理病理变化规律，中医医师可以预测某些疾病的发生趋势，从而提前进行干预和治疗。这种“知来路”的思维方式使得中医在预防和治疗疾病方面具有独特的优势。

由此可见，“知来路，方能明去路”是中医诊疗思维的重要体现。这一理念不仅体现了中医的整体观和动态平衡思想，也为中医在预防和治疗疾病方面提供了有力支持。

心理平衡静如山

近段时间接诊一些心理疾病的患者，有极强的攀比心，不是与不如自己的人比，而是与强于自己或条件优于自己的人比，结果越比较越不平衡，越比越寝食难安。为什么他学历不高却能晋升，为什么他能力不足却担任要职，为什么他不如自己却能发财，为什么他能娶漂亮媳妇，为什么她的老公那么能干、那么有钱，为什么她儿子比我儿子优秀等。俗话说“人比人气死人”，因此越比心里越不平衡，甚至造成心身疾病的发生。

遇到这类患者时，我除了开中药方外，还要挤出时间为患者疏导一下情绪，劝患者调整心态，为紧绷的心情放松减压、让患者以平静的心态为人处世。因为这些疾病，单凭药物是很难控制和治愈，正如人们常说的“心病还要心药治”。

为了解决大家的攀比心理，我认为很有必要将“心理平衡静如山”这句话推荐给大家，仔细品一下它的内涵，使之内心达到山一样的高度、平和与稳定。在中国传统的文化中，山往往被赋予崇高、稳固、不变的象征意义。山峦巍峨，历经风雨而不改其色，象征着坚定不移的意志和坚韧不拔的精神。因此，将内心的平衡状态比作“静如山”，就是在强调内心的稳固和不易受外界干扰的特点。内心平衡静如山，意味着一个人的情绪、心态都要处于一种平和、稳定的状态，不受外界纷扰的影响。这种平和不仅体现在对日常琐事的淡然处之，更体现在面对重大挑战和变故时的从容不迫。它要求人们保持一颗平常心，不为外界的名利所动，不为内心的欲望所扰，不为一时的落差而气馁。要达到“心理平衡静如山”的境界，就要保持一种精神上的超脱。这种超脱不是对现实生活的逃避，而是一种对生命本质的深刻理解和把握。它要求我们能够超越物质层面的追求，关注内心的成长和精神的提升。在这种超脱的状态下，能够更加清晰地认识自己，更加坚定地追求自己的目标和理想。

从医学和心理学的角度来看，保持内心的平衡和稳定对于人的身心健康至关重要。长期处于焦虑、紧张、愤怒等负面情绪中，会对人的身心健康造成严重的损害。而保持“心理平衡静如山”的状态，则有助于缓解压力、调节情绪、增强免疫力，从而保持身心的健康。因此，“心理平衡静如山”是一种理想的心理状态和生活态度，它要求人们保持内心的平和稳定、追求精神的超脱和关注身心的健康。这种状态不仅有利于身心健康和个人的成长与发展，更有助于社会的和谐与稳定。

这个世界我们只来一次

我想没有人不认同“这个世界我们只来一次”，因为这是一个客观存在的事实，不管你官大官小，钱多钱少，都不例外，谁想漏网都不可能。百年之后没有你也没有我，我们执着一生却带不走一丝的爱恨情仇，更带不走分文。所以人生苦短，吃想吃的饭，见想见的人，有钱就把日子过好，没钱就把情绪照顾好，让我们健康的活着，安静的过着，开心的笑着，适当的忙着就好了。何必一天到晚愁眉苦脸，好像全世界都对不住你，活的很不痛快。

人的生命是有限的，就算活到一百岁，算一算能有多少天？还剩下多少天？真是屈指可数，弹指一挥间。每个人的存在都是独一无二的，我们没有办法预知自己的寿命，也无法控制生命的结束。所以，从这个角度来看，我们确实只在这个世界上走一遭，经历一次生命的旅程。这就是提醒我们要珍惜生命，珍惜眼前的每一刻，尽可能地去做自己想做的事情，去追求自己的梦想，去体验生活中的美好和丰富。因为一旦生命结束，我们就无法再重来，无法再体验这个世界上的任何事物。

生命既然这么有限，我们就应该活得更有意义，活得更有价值。我们应该积极地面对生活，勇敢地去追求自己的目标和梦想，为这个世界留下自己的足迹和贡献。所以，让我们珍惜生命，过好每一天，珍惜每一次机会，勇敢地追求自己的梦想，让这个世界因为我们的存在而变得更加美好。

病从浅中医，病深药难救

疾病的发生发展，是由表及里，由浅入深，由轻到重的发展过程。在疾病初期，病邪通常侵袭人体的浅表，如皮毛、肌肉等，此时病情相对较轻，治疗起来也相对容易。然而，如果忽视了早期治疗，病邪就会逐渐深入，由卫气传入脏腑，再由脏腑侵入筋髓等更深的层次，此时病情就变得复杂而严重，治疗难度也会大大增加。

疾病的早期治疗十分重要，“病从浅中医”的深意正在于此。在疾病初期，由于病邪尚未深入，人体正气尚足，因此通过及时的治疗，可以迅速将病邪驱逐出体外，恢复人体的健康。此时的治疗不仅效果显著，而且成本相对较低，患者的痛苦也会大大减轻。

倘若忽视了疾病的早期治疗，或者失治、误治了早期的疾病，当疾病发展到深层次时，由于病邪已经根深蒂固，且与人体正气形成了复杂的斗争局面，此时即使使用再强的药物，也难以达到根治的效果，所以说“病深药难救”。因为药物需要穿透层层阻碍才能到达病灶，而且即使到达病灶，也可能因为人体正气不足而无法有效发挥作用。病深之后，尤其是病入膏肓，治疗往往变得十分困难，甚至可能无法挽回患者的生命。

总言之，“病从浅中医，病深药难救”，这句话深刻揭示了疾病治疗的基本原则和时机选择的重要性。它告诉我们，在面对疾病时，一定要保持警惕和敏感，及时发现并治疗疾病的初期症状，把病邪祛除在萌芽阶段；同时，也要重视预防和保健工作，通过增强人体正气、提高身体抵抗力来预防疾病的发生，正如《黄帝内经》所告诫的那样“若病已成而后药之，若乱已成而后治之，犹如渴而掘井，斗而铸兵，岂不晚乎。”只有做好预防保健，令“正气存内，邪不可干”，我们才能在面对疾病时保持主动和优势地位，确保自己的健康和安全。

懂得保健的人老样子，不懂保健的人样子老

无论是老同学聚会，还是老战友聚会，都会看到有的老同学、老战友，十几年或几十年不见，外貌变化不大，一看就知道姓什名谁；而有的老同学、老战友却变化太大了，整个人都变样走形，如果不是与姓名挂钩，面对面恐怕都认不出来。究其原因是多方面的，而不注重养生保健就是关键中的关键。

在日常生活中，有的人很注重养生保健，而有的人不仅自己不愿意做，还会说一些风凉话。我曾听到有人对喜欢做保健养生的人说“无论你怎么做，也回不去了，别瞎折腾”。其实保健养生，并不是为了返老还童，而是为了身体健康少病，为了延缓衰老进程。当然了，如果能够使容颜不老，何尝不可。随着物质上的丰富，越来越多的人希望有一个好的身体，有一种积极、优雅的生活态度，选择一种精致的生活，树立一种逍遥快乐的心态。这是很多人的愿望，尤其是中老年人。但光有想法还不行，还要采取具体的措施，并且把各种保健养生的方法落到实处，坚持不懈，才能达到目的，取得成效。

“会保健的人老样子，不会保健的人样子老”这句通俗得不能再通俗的大实话，却深刻地揭示了科学养生保健的妙处，以及它对个人外貌和整体状态的重要影响。这种形象的描绘，在现实生活中、在我们身边并不乏其例，经常做养生保健的人多年后变化不大，而那些忽视养生保健的人，整天疾病缠身者有之，衰老得不象样子者有之。这种活生生的例子，只要你细心观察和了解，每每都能看到听到。

养生保健不是请客吃饭，随随便便，而是要认真学习各种养生方法，尤其是学习中医的自然疗法。通过长期践行这些保健措施，才能让我们身体更健康；才能让我们的身体不至于衰老太快；才能保持年轻的外貌和活力。另外，坚持保健养

生，还能提升身体的免疫力和生活质量，让我们在人生的道路上更加健康、自信地前行。

因此，我们每个人都应该重视保健工作，科学养生，尤其是学好中医养生措施和方法，从我做起，从现在做起，从日常生活的点滴做起，为自己的健康身体和容颜不老打下坚实的基础。

气血不正，五脏皆病

中医有“气血不正，五脏皆病”的说法，这个说法源于中医理论对气血与五脏六腑之间密切关系的深刻认识。

气血是人体生命活动的物质基础，它们通过经络、血脉与五脏六腑及其他器官紧密相连，循行全身。气血的充足与流畅对于五脏六腑的正常功能至关重要。五脏六腑通过功能活动又能将饮食中的水谷精微化生成气血，它们之间相互化生、相互影响，共同维持人体的生命活动。

气血不正，中医统称之为气血失调，包括气虚血瘀、气滞血瘀、气道血脉不畅等现象。这些现象都会导致气血的流通受阻，无法充分滋养五脏六腑，势必会对五脏六腑产生不利影响，五脏六腑受到影响，功能就会衰弱，出现腰膝酸软、眼干目眩、脱发耳鸣、尿频、尿沥等症状。如果不及时调理，五脏六腑势必长期受到伤害，出现病理性损伤，引发各种慢性病，如糖尿病、脂肪肝、慢性支气管炎、哮喘、肺气肿，肝炎、慢性肾病、前列腺疾病、眼病，甚至是结节、肿瘤等。在中医上，凡是这些由气血不正引发的疾病统称为气血综合征。治疗上需要从调理气血入手，通过补气养血、行气活血，化瘀通络等方法来恢复五脏六腑的正常功能。

综上所述，“气血不正，五脏皆病”的说法强调了气血在人体健康中的重要作用。只有保持气血的充足与流畅，才能确保五脏六腑的正常功能，预防疾病的发生。

气血充和，百病不生

中医非常重视气血学说，“气血充和，百病不生”就是中医理论对气血重要性的深刻认识和阐述。在中医看来，气血是人体生命活动的物质基础，它们通过经络、血脉与五脏六腑以及其他器官紧密相连，循行全身，滋养着人体的每一个部分。

人体的气血是通过经络、血脉滋养人体的五脏六腑，使它们能够正常运作，发挥其各自的功能。五脏六腑功能强健，又可以进一步促进气血的生成和循环，形成良性的循环。气血是维持人体生命活动的基本物质，它能够为人体提供能量和养分，支持人体的各种生理活动。充足的气血还能够增强人体的免疫力，使人体更好地抵御外邪侵袭，让人体更加健康、强壮。

当人体气血充和状态时，就意味着它们充足、流畅、平衡，能够充分滋养人体的各个部分，维持人体的正常生理功能。在这种状态下，人体的自愈能力会得到充分发挥，能够自行修复受损的组织和器官，还可以预防疾病的发生，使人体保持健康状态。此外，气血充足还可以延缓人体的衰老进程，保持人体的青春活力。

综上所述，“气血充和、百病不生”的说法，强调了气血在人体健康中的重要作用。只有保持气血的充足、流畅、平衡，才能预防疾病的发生，保持人体的健康状态。

人有精神老变少，地有精神土变金

我老家有这样一句话，是说“人有精神老变少，地有精神土变金”。这句话蕴含了丰富的哲理，无论是人，还是自然大地，只有充满精气神，才会焕发出生机和活力。人有了精神，就会老当益壮，返老还童；大地有了生机，就会物产丰富，黄土变成金。

事实证明，只要人的精神旺盛，就会永远年轻活力。而精神来源于先天之气，滋养于后天之气，因此，精神的充沛与否与五脏六腑功能正常有着密切关系。脏腑功能正常，精神就会旺盛，即使随着时间的推移身体逐渐老去，但内心还会保持积极向上、精力充沛的心态，使得人在精神上显得年轻，这就是人们常说的“人老心不老”。这种年轻化的精神状态还体现在对生活的热爱、对新事物的接受能力及持续的学习动力上。从另一个角度来看，“老变少”也可以理解为人在经历了人生的风风雨雨之后，心态逐渐变得成熟和豁达，回归到一种更加纯真和简单的状态。这种回归不是指回到童年的无知和幼稚，而是指在经历了复杂多变的人生后，对事物有了更深刻的理解和更宽容的态度。

“地有精神”指的是大地充满了生机和活力，而“土变金”则形象地描绘了大地富饶、肥沃的景象。这既是对大自然恩赐的赞美，也是对土地能够孕育出丰富资源的肯定。

人类与大自然之间是和谐共生的关系。人类通过合理的开发和利用自然资源，使得土地变得更加富饶和有价值，同时也为自身的生存和发展创造了更好的条件。这种和谐共生的关系体现了人类与自然之间的相互依存和相互促进，也就是古人所说的“天人合一”理念。

总言之，“人有精神老变少，地有精神土变金”表达了一种积极向上、和谐共生的生活态度和价值观。它鼓励人们保持年轻活力的精神状态，积极面对人生的挑战和变化；同时也提醒我们要珍惜大自然的恩赐，合理利用自然资源，实现人与自然的和谐共生。

把健康的钥匙握在自己手中

如果你想要拥有一个健康的身体，就不能靠天靠地，也不能靠医生，靠保健品，而是要靠我们自己。把健康长寿的钥匙握在自己手中，这是一个非常重要的理念。我们不仅要从思想上牢固树立这种理念，还要落实到行动上，通过合理的饮食、适当的运动、规律的作息、良好的心态来维护自己的健康。无论生活多么忙碌，都不能忽视自己的健康，因为它是我们一切活动的基础。

如何把健康的钥匙握在自己手中，可以从以下几个方面入手。

1. 均衡饮食：合理搭配各种食物，确保摄入足够的蛋白质、维生素、矿物质和膳食纤维。多吃新鲜蔬菜水果，减少高糖、高盐、高脂肪食物的摄入。尽量自己烹饪，避免过多依赖外卖和快餐。

2. 规律作息：保证充足的睡眠时间，成年人每晚建议睡 7～9 小时。保持规律的作息时间，尽量在相同的时间上床睡觉和起床，帮助身体建立稳定的生物钟。

3. 适量运动：根据自己的身体状况选择适合的运动方式，如散步、慢跑、游泳、瑜伽等。每周至少进行 150 分钟的中等强度有氧运动，或者 75 分钟的高强度有氧运动，同时结合力量训练。运动不仅有助于保持体重，还能增强心肺功能，提高免疫力。

4. 心态平和：学会管理自己的情绪和压力，保持积极乐观的心态。可以通过冥想、深呼吸、听音乐、阅读等方式来放松自己。与亲朋好友保持良好的沟通，分享快乐和烦恼，获得情感支持。

5. 定期体检：定期进行健康检查，及时发现并处理潜在的健康问题。根据年龄、性别、家族病史等因素，选择合适的体检项目和频率。中医体检还可以进行体质辨识，根据自己的体质特点来不断纠正身体内的不平衡状态，解决亚健康问题。

6. 戒烟限酒：吸烟和过量饮酒都是危害健康的不良习惯。应尽量避免吸烟，限制乙醇的摄入量。男性每天乙醇摄入量不超过 25 克，女性不超过 15 克。

7. 培养健康习惯：如勤洗手、戴口罩、保持社交距离等，以预防传染病的发生。同时，注意个人卫生和环境卫生，减少病菌的滋生和传播。

总之，把健康的钥匙握在自己手中，需要我们付出实际行动和努力。通过调整生活方式和习惯，我们可以更好地维护自己的健康，享受更加美好的生活。让我们一起努力，做自己健康的主人吧。

养病如养虎，养虎必为患

现在多数国人知道身体健康的重要性，非常重视养生保健。但也有一部分人因为各种各样的原因，“小病拖，大病扛，一直拖到火葬场”。这种说法虽然有些夸张，但也说明了有病拖着、忍着、扛着，就会耽误治病的时机，小病养成大病，甚至成了不治之症。对于这种行为，我们将之比喻成“养病如养虎，养虎必为患”，希望用这句话来强调忽视疾病或拖延治疗的危险性。

养病如养虎是把疾病比作老虎，因为老虎是凶猛的野兽，一旦让它成长起来，到了能伤人的时候，就很难控制了。同样地，如果忽视疾病的存在，有了疾病不及时治疗，疾病就会像老虎一样，在体内逐渐壮大，变得更加难以对付。这种比喻是在提醒我们，面对疾病时切不能掉以轻心，要及时就医，把病魔消灭在萌芽状态，才能避免病情的加重和恶化。

“养虎为患”这个词语人尽皆知，用在这里进一步强调了患病拖延治疗的后果。如果放任疾病发生发展，不采取任何措施，那么最终必将导致疾病愈来愈重，甚至病入膏肓，人财两空。就好比养虎一样，虽然一开始可能觉得它很可爱很好玩，或者认为它没有威胁，但随着时间的推移，老虎的野性和力量会逐渐显露出来，最终可能对人类造成威胁和伤害。同样的道理，疾病初起也许没有什么表现，或者症状很轻微，如果得不到及时有效的治疗，症状会越来越多，会对身体造成越来越严重的损害，甚至危及生命。

因此，“养病如养虎，养虎必为患”并非危言耸听，是在告诫我们，在面对疾病时要有足够的重视和警惕性，要及时就医并遵循医嘱进行治疗。只有这样才能避免病情恶化，保护好自己的身体健康。

三餐八分饱，健康活到老

“三餐八分饱，健康活到老”，这是在民间广为流传的一句话，相信很多人都听说过。这种健康的饮食理念，不仅是老百姓在长期生活中的经验总结，也具有一定的科学道理。

现在大家的生活水平都提高了，不再出现吃不饱饭的情况，每餐都是大鱼大肉，吃的饱饱的，感觉身心无比舒畅。但是，其实这样对我们的身体，并没有太多的好处，反而是以前老人经常提倡的八分饱，对我们身体的好处不容小觑。“三餐八分饱，健康活到老”这一说法，具有一定的科学依据。

近年来，有多项科学研究表明，适量饮食与长寿之间有一定的关联。这些研究大多在动物模型上获得了较为明确的证据，有研究表明，能量摄入控制在70%的猿猴比无能量摄入限制的猿猴在疾病发病率和病死率上都更低，且外貌上更显年轻。此外，还有人通过临床试验证明，每天吃饭“八分饱”能够增强身体免疫系统水平，提高健康代谢效率，从而有助于长寿。这些研究均揭示了适量限制热量摄入对延缓衰老、增加寿命的积极作用。人类研究虽然复杂多变，但同样有证据表明，适量饮食有助于改善代谢健康，减少心血管疾病、糖尿病等慢性疾病的风险。

在传统的中医理论中，“饮食有度”一直被视为保持身体健康的重要因素之一。中医认为，健康人体内的阴阳平衡是保持身体健康的关键，而饮食的过度或不足都会破坏这种平衡，进而导致各种疾病的发生。在《黄帝内经》中早有“饮食自倍，肠胃乃伤”的记载，说明了过度贪食对人体的危害。因此，吃饭八分饱的科学饮食理念，实际上是遵循饮食适度的原则，既不要过度贪食，也不要挨饿。

总之，“三餐八分饱，健康活到老”这一说法，是基于科学研究和中医理论的一种健康饮食理念。食不可过饱，通过适量限制热量摄入、保持营养均衡和个性化调整等方法，帮助人们建立健康的饮食习惯，可以提高生活质量和延长寿命。

睡好要比药食强

很多人生活上追求的是吃好喝好，养生保健寻求的灵丹妙药，其实良好的睡眠在人体健康中才占有重要地位，这正是人们常说的“睡好要比药食强”。

睡眠是身体恢复和修复的重要时期。在深度睡眠阶段，身体会释放生长激素，促进细胞修复和再生，有助于修复受损的组织和肌肉。此外，大脑也会利用这段时间来整理和巩固记忆，清除无用的信息，为新的学习做好准备。

睡眠能增强人体的免疫力。充足的睡眠有增强免疫系统的功能，提高身体抵抗疾病和感染的能力。长期睡眠不足会削弱免疫系统，使人更容易生病。

睡眠可以调节人体的情绪。睡眠对情绪有重要影响，充足的睡眠有助于稳定情绪，减少焦虑、抑郁等负面情绪。相反，睡眠不足会导致情绪波动大，易怒、易激动。

睡眠有控制体重作用。睡眠与体重管理密切相关。睡眠不足会影响体内激素的平衡，如增加饥饿激素（如胃饥饿素）的分泌，减少饱腹感激素（如瘦素）的分泌，从而增加食欲和食量，导致体重增加。

睡眠可以提高注意力和专注力。充足的睡眠有助于提高注意力和专注力，使人在白天保持清醒和警觉。相反，睡眠不足会导致注意力不集中、反应迟钝。

睡眠可以促进心脏健康。长期睡眠不足会增加患心脏病、高血压等心血管疾病的风险。充足的睡眠有助于维持正常的心脏功能和血压水平。

总言之，良好的睡眠对于人体健康至关重要。它不仅能够促进身体的恢复和修复，还能增强免疫力、调节情绪、控制体重、提高注意力和专注力以及促进心脏健康。因此，“睡好比药食强”具有一定的道理，我们应该重视睡眠，养成良好的睡眠习惯，保证每天有足够的睡眠时间。

科学养生，健康一生

由于社会进入老龄化时代，各种各样的养生保健品如雨后春笋，层出不穷，让很多老年人莫衷一是。因此，科学养生，不仅是健康一生的关键，也是摆在我们面前的头等大事。人体就像一台精密的机器，必须得到正确的维护和保养，才能保持最佳的运行状态，才能够做到健康长寿。

科学养生就是要根据人体的生理特点和生命规律，采取一系列科学合理的方法和措施，来保护和促进身体的健康。它包括了合理的饮食、适量的运动、充足的睡眠、良好的心态等多个方面，仅仅是靠几种养生保健品是不能解决健康问题的。

科学养生，就是要因人而异，根据每个人的体质特点，制订合理的健身、食疗和运动方法，从而帮助我们的身体提高抵御疾病的能力，以及延缓衰老的进程，增强身体的免疫力和抵抗力，让身体更加健康、强壮和有活力。同时，科学养生还能改善我们的心理状态，让我们更加积极乐观地面对生活中的挑战和困难。

所以说，科学养生是健康一生的保障。只有我们注重养生、关爱身体，才能拥有更加美好的人生。让我们一起努力，用科学的方法来呵护自己的身体吧！

千好万好身体健康最好

千好万好身体健康最好，这是一句大实话，也是大多数人的一句心里话。试想一下，无论我们拥有多少财富、地位或成就，如果没有健康的身体来享受这一切，那它们又有多大的意义呢？

健康就像是我们人生旅途中的基石，没有它，所有的美好都可能会变得黯淡无光。当我们身体健康时，我们才能有充沛的精力去追求自己的梦想，去体验生活的各种乐趣，去陪伴家人和朋友，去享受这个世界的美好。而且，健康还是一种无形的财富，它不像金钱那样可以轻易赚取或失去，而是需要我们用心去呵护和珍惜。一旦健康受损，我们需要花费大量的时间、金钱和精力去恢复，甚至可能永远无法恢复到原来的状态。

所以，我们应该时刻关注自己的健康，保持良好的生活习惯，合理安排工作和休息，让身体得到充分的休息和恢复。要做到未雨绸缪，积极治疗和预防亚健康状态；还要定期体检，做到对疾病早发现，早治疗。只有这样，我们才能拥有更多的幸福和快乐，让生命之树常青！还是老百姓的话说得好，金山银山不如平平安安，千好万好不如健康最好。

十女九寒，百病之源

“十女九寒，百病之源”这是一句俗语，也是中医学中的一种观点。它揭示了许多女性普遍存在的一种体质倾向，即是体寒或宫寒。

体寒是指体温偏低，通常指的是四肢冰凉、怕冷、经期不调、痛经等症状。而女性由于生理上的特殊性，更容易出现体寒和宫寒的问题。而体寒不仅会给女性带来不适，还会增加感冒和其他疾病的风险。由于体寒的问题，很多女性朋友在寒冷的冬天里感到非常冷。她们常常使用暖手宝、暖宫带等物品来增加体温。但是这些方法只能暂时缓解寒冷，无法从根本上解决问题。这种体寒或宫寒体质的女性，除了容易感到手脚冰凉、怕冷、月经不规律、痛经外，个别女性还会出现性冷淡、不孕等症。

众所周知“病从寒中来”，但很多女性，尤其是年轻女性，还是喜欢袒胸露背、喝冷饮。即使是冬天寒冷季节，也有人衣着单薄，这就违背了中医养生原则。女性的生殖系统最怕冷，冬天比较耗损阳气，下半身受寒冷侵袭，会直接导致女性宫寒的发生和发展。还有些女性朋友，在夏季酷热的天气里，总喜欢待在空调房，穿着清凉，不知不觉中子宫受着寒冷的“折磨”，以致宫寒的出现。所以，夏天也是宫寒出现频率最高的季节。当然，女子体寒和宫寒的形成与多种因素有关，包括先天遗传、后天饮食习惯、生活环境、作息规律等。然而，需要注意的是，“十女九寒”并非绝对的，因为每个人的体质都是独特的，而且体质也会随着时间和生活方式的改变而发生变化。因此，女性朋友们不必过于担心自己是否属于“寒性体质”，或者是否有宫寒的情况，而是应该根据自己的实际情况及时地调理身体，使之始终处于阴平阳秘，阴阳平衡的状态。如果你感到自己体寒、宫寒，或有其他不适症状，建议咨询或就诊专业的中医医师，他们可以根据你的具体情况给出个性化的调理建议。同时，保持良好的生活习惯和饮食习惯也是预防和改善体寒，治疗宫寒的重要措施。